Elisabeth Aebi / Luc Ciompi / Hartwig Hansen (Hg.)

Soteria im Gespräch

Über eine alternative Schizophreniebehandlung

Psychiatrie - Verlag

Die Deutsche Bibliothek – CIP-Einheitsaufnahme
Soteria im Gespräch: über eine alternative Schizophreniebehandlung / Elisabeth Aebi ... (Hrsg.). – Bonn: Psychiatrie-Verl., 1993
ISBN 3-88414-142-2
NE: Aebi, Elisabeth [Hrsg.]

Originalausgabe

Satzbelichtung: Art Typo, Köln
Umschlaggestaltung: markus lau, Berlin
Druck und Bindung: Clausen & Bosse, Leck

Inhalt

Vorwort

Ideen machen Bücher.

Vorworte spüren diesen Ideen nach.

Die Geschichte dieses Buches beginnt in der englischen Antipsychiatrie und im Amerika der Endsechziger: Nach einem Jahr bei Ronald LAING in London wollte Loren R. MOSHER in den USA zeigen, daß eine Wohngemeinschaft für psychisch Kranke sinnvoller und hilfreicher ist als jede Klinik. Er hatte den Ehrgeiz, ohne Medikamente und ohne weitere professionelle Hilfe auszukommen und baute mit sogenannten Laienhelfern das Projekt der Soteria San Francisco auf. Luc CIOMPI aus Bern besuchte ihn dort und brachte die Idee, ergänzt und verändert durch eigene Ansätze, mit nach Europa zurück. Er schildert in diesem Buch die märchenhaften Umstände, die zur Gründung des Soteria-Projekts in Bern führten.

Es sollte besonders in der deutschen Sozialpsychiatrie Furore machen. Der Elan der frühen Jahre in der deutschen Reformpsychiatrie war der Ernüchterung und der Suche nach dem Machbaren gewichen. Da kam der weit entfernte »Hoffnungsträger« gerade recht. Doch der Durst nach Erfolgen im Alltag kann zu Halluzinationen führen. Das Soteria-Team mußte sich schnell gegen zu hohe Erwartungen wehren. Seine Antwort auf allzu drängende Fragen hat auch heute noch Gültigkeit: Macht es selbst! Die eigenen Erfahrungen sind die einzig wirklichen.

Dieses Motto galt dann auch für dieses Buch. Klaus NOUVERTNÉ – quirliger Psychiatriereformpragmatiker aus Solingen – hatte hartnäckig gefragt: Wann macht Ihr endlich das Buch zur Soteria?

Dem Mythos des »Vorzeigeprojekts« müsse mit einer kritischen Würdigung »von innen und außen« begegnet werden. Die Beteiligten sollten erzählen, wie es wirklich ist. Kurz: Fakten gegen Gerüchte. Der Titel dazu im doppelten Sinn: Soteria im Gespräch.

Elisabeth AEBI hatte schon viel Material zusammengetragen – Berichte der Beteiligten, Arbeitspapiere, Forschungsergebnisse. Der Rahmen war gesteckt. Das Buch mußte nur noch gemacht werden. Als Außenstehender hatte ich es leichter beim kritischen Nachfragen. Es wurde ein beständiges Abwägen zwischen berechtigter, notwendiger Neugier auf ein spannendes innovatives Projekt und dem Schutz der Betroffenen. Nach dreijährigem Ringen um Richtung, Inhalt, Form und Titel bin ich sicher: »Soteria im Gespräch« ist das lebendigste, bewegendste und ehrlichste Dokument über den Werdegang einer guten Idee. Und: Es hat Spaß gemacht. Herzlichen Dank allen, die mit ihren Ideen, Erfahrungen und Schilderungen dieses Buch erst ermöglicht haben.

Bonn, im November 1992 *Hartwig Hansen*

Einleitung

Die Behandlung akut Schizophrener findet üblicherweise in der höchst unruhigen Atmosphäre einer klinischen Aufnahmestation statt. Anstelle von Entspannung entsteht dadurch eine zusätzliche Belastung, die wiederum mit hohen Neuroleptikadosierungen (mit kurz- und langfristig zum Teil schweren Nebenwirkungen) zu reduzieren versucht wird. Eine Situation, die bei vielen in der Psychiatrie Tätigen Unzufriedenheit auslöst.

So haben denn Überlegungen zum Wesen und der Behandlung sowie Langzeituntersuchungen zum Verlauf schizophrener Psychosen Luc CIOMPI dazu bewogen, ein eigenes psycho-sozio-biologisches Schizophreniemodell zu formulieren und daraus abgeleitet eine spezielle Behandlungsmethode zu erproben. Die Soteria Bern bietet ein kleines überschaubares Behandlungsmilieu an, das auf einen psychotisch verängstigten und erregten Menschen beruhigend und entspannend wirken soll. Zentrales Anliegen ist die Abschirmung von verwirrenden Umwelteinflüssen und die kontinuierliche Stützung in tragenden zwischenmenschlichen Beziehungen. In einem Forschungsprojekt (das im Anhang kurz zusammengefaßt ist) wurde versucht, diesen neuen Ansatz mit dem traditionellen zu vergleichen. Dabei waren – auch ganz nach traditioneller Manier – sogenannte objektive Kriterien wie Diagnose, Psychopathologie, psychosoziale Autonomie etc. von Interesse. Zur Ergänzung dieser Forschungsarbeit wird nun mit der vorliegenden Schrift ein weiterer entscheidender Bereich der Soteria ausgeleuchtet:

Zum einen soll ein Einblick in das Innenleben der Soteria gegeben werden, und zum andern kommen die an der Soteria direkt Beteiligten auch direkt zu Wort. Das subjektive Erleben steht somit im Zentrum.Der Zugang zu diesem Bereich ergab sich in erster Linie durch meine enge Zusammenarbeit mit dem Betreuerteam seit der Gründung der Soteria. Als Psychologin und wissenschaftliche Mitarbeiterin der Forschungsgruppe der Sozialpsychiatrischen Universitätsklinik hatte ich die Aufgabe, ein Instrument zur Erfassung von Belastungssituationen und psychotischem Verhalten und Erleben auszuarbeiten. Dadurch entstand ein intensiver Kontakt mit dem Team, indem wir nicht nur gemeinsam ein Erhebungsinstrument entwickelten, sondern immer wieder anhand neuer Erfahrungen mit den Bewohnern und Bewohnerinnen das Behandlungskonzept und auftauchende Probleme diskutierten.

Um keine Forschung rein vom Schreibtisch aus zu betreiben, arbeitete ich sporadisch im Team mit und erhielt damit eine konkrete Vorstellung von der Arbeit in der Soteria. Es folgte dann später eine Zeit, in der ich (gut ein Jahr) in beobachtender Teilnahme jeweils einen Morgen pro Woche in der Soteria verbrachte. So lernte ich auch viele Bewohner und Bewohnerinnen und zum Teil auch ihre Angehörigen im Gespräch persönlich kennen. Seit etwa drei Jahren stehe ich nicht mehr in so direktem Kontakt mit dem Team. Dies ergab sich einerseits durch die anfallenden Auswertungsarbeiten der Forschungsdaten und andererseits durch meine psychotherapeutische Tätigkeit. Ich begann damals mit Bewohnern und Bewohnerinnen der Soteria in psychoanalytisch orientierter Einzeltherapie zu arbeiten. Dies eröffnete mir nochmals einen ganz neuen intensiven Zugang zum subjektiven Erleben psychotischer Menschen.

So wurde ich von Luc CIOMPI gebeten, diese mehr subjektive Seite der Soteria darzustellen. Gemeinsam mit Hartwig HANSEN vom Psychiatrie-Verlag kamen wir überein, dafür die Form einer Reportage mit Interviews der verschiedenen an der Soteria Beteiligten zu wählen. Diese Sicht von innen wird durch Eindrücke und Gedanken von Außenstehenden ergänzt. Aufbau und Gestaltung des Buches sind das Resultat der gemeinsamen Arbeit der drei Herausgeber. Für den Inhalt der einzelnen Beiträge zeichnen die jeweils genannten Autoren und Gesprächspartner verantwortlich. Wir hoffen, daß es uns gelungen ist, ein lebendiges Bild von der Soteria, ihren Bewohnern und Betreuern zu vermitteln. Es ist uns ein Anliegen, damit nicht nur alle in der Psychiatrie tätigen Berufsgruppen, sondern auch die direkt Betroffenen und ihre Angehörigen anzusprechen.

An dieser Stelle möchte ich allen, die zu dieser Schrift beigetragen haben, ganz herzlich danken.

Bern, im November 1992 *Elisabeth Aebi*

Wie die Soteria entstand

»Es war wie im Märchen...«

Hartwig Hansen und Klaus Nouvertné im Gespräch mit Luc Ciompi

Was bedeutet für Sie der Begriff Soteria?

Ciompi: Er bedeutet für mich in erster Linie Hoffnung und Suche nach einer – vielleicht – besseren Schizophreniebehandlung. 1977 stand ich vor der Übernahme meines Amtes als Leiter der Sozialpsychiatrischen Universitätsklinik in Bern. Vorher konnte ich eine Studienreise in die USA machen. Schon in Europa hatte ich aufgeschnappt, daß in einer »Soteria« genannten Wohngemeinschaft bei San Francisco schizophrene Patienten mit einem neuen milieutherapeutischen Konzept weitgehend ohne Medikamente behandelt werden. Ich beschloß, mit Loren MOSHER, dem Gründer von »Soteria« San Francisco, Kontakt aufzunehmen.

Während des Weltkongresses für Psychiatrie in Honolulu, auf dem er über dieses Projekt berichtete, schloß ich Bekanntschaft mit ihm. Ich bin dann gleich nach San Francisco weitergereist und habe mir diese WG angeschaut. Es war ein beeindruckendes Erlebnis. Bei mehreren früheren USA-Aufenthalten war ich noch sehr begeistert gewesen von allem. Mit der Zeit nahm aber die Begeisterung immer mehr ab – es war mir einfach nirgends mehr recht wohl in diesem Land; ich fühlte mich eher angespannt und unangenehm. Ich hatte das Gefühl, es gebe nirgends einen Platz, wo ich wirklich »ich selbst sein« konnte. Dann kam ich in das »Soteria-House«, und sofort gefiel mir die ganze Atmosphäre ausgezeichnet – und zwar weit über das bloß Psychiatrisch-

Therapeutische hinaus: Ich fand, daß dies ein guter Platz nicht nur für kranke Leute, sondern eigentlich für jedermann wäre. Es ist gar nicht so leicht zu beschreiben, woran das lag – jedenfalls war es nichts Technisches. Man hatte einfach sofort das Gefühl, man könne sich da frei bewegen, man brauche keine Rolle zu spielen, man sei nicht attackiert von irgend etwas – es war eine wohlwollende, freundliche Grundstimmung. Beim Reinkommen wurde ich zwar freundschaftlich begrüßt, aber dann wurde in keiner Weise weiter auf mich eingehackt; man wollte nicht sogleich alles mögliche von mir wissen, sondern der Grundton war: »Du bist willkommen, wie du bist«, und »mach es dir bequem« – also eine Art von Atmosphäre und Empfang, wie ich sie in den USA sonst kaum je angetroffen hatte. Das fand ich schon von vornherein therapeutisch; genau ein solches ruhig-gelassenes Milieu hatte mir für akute Schizophrene immer schon vorgeschwebt.

Dieser Besuch fiel in die Phase des Aufbruchs. Stichwort: Therapeutischer Optimismus.

Richtig. Die ganze Sozialpsychiatrie der Siebzigerjahre stand ja – z.T. auch noch im Nachklang der 68er Bewegung – stark im Zeichen des Aufbruchs und der Hoffnung. Vor allem erwarteten wir bessere therapeutische Resultate, wenn wir nur die Leute aus den Institutionen, den großen psychiatrischen Kliniken wirklich mal rausnehmen und ganz anders behandeln würden.

Wir vermuteten nämlich aufgrund von gewissen Forschungsresultaten, aber auch von psychoanalytischen und familientherapeutischen Erfahrungen, immer dringlicher, daß die große, chronifizierte Psychose zumindest teilweise ein Anstaltsartefakt sein könnte und daß hinter ihr der eigentliche Mensch mit seinen gesunden Seiten wieder zum Vorschein kommen würde, wenn er nur die richtige Behandlung bekäme. Dieser Optimismus war schon da.

Dann kann man die Schizophrenie heilen?

In dieser allgemeinen und absoluten Formulierung ist das natürlich zuviel gesagt. Eine Heilung gelingt in einem gewissen Prozentsatz der Fälle – vielleicht in 30 Prozent. Die Hoffnung auf sichere Heilung durch genügend intensive Therapie habe ich schon ein wenig aufgegeben aufgrund von Erfahrungen, die wir mit der psychoanalytischen Psychotherapie von Schizophrenen in Lausanne gemacht hatten in den 60er Jahren. Da haben wir alle über Jahre hinweg sehr intensiv an einigen psychotischen Fällen gearbeitet und gesehen, daß in Einzelfällen zwar erstaunliche Erfolge möglich sind, aber doch recht unsicher bleiben und auch einen ungeheuren Aufwand erfordern.

Was waren denn die Wurzeln für die kalifornische Soteria?

MOSHER hat dieses Modell in San Francisco nach einem Jahr Kingsley Hall bei Ronald LAING in London realisiert und wurde stark von dieser Erfahrung geprägt. Er war ein großer Anhänger und Freund von LAING bis zu dessen Tod.

Und Sie haben sich dann gesagt:
So etwas Innovatives will ich jetzt auch auf die Beine stellen?

Ich war seit Jahren unzufrieden mit der Schizophrenie-Behandlung, obwohl ich in Lausanne schon einiges hatte erreichen können im sozialpsychiatrischen Dienst, den ich damals dort führte. Aber ich fühlte mich noch zu wenig frei, um das zu tun, was ich wirklich wollte, und suchte nach neuen Wegen. Der Hauptmotor war diese Unzufriedenheit. Vor allen Dingen war ich – nach über 15 Jahren Berufstätigkeit in psychiatrischen Kliniken – überzeugt davon, daß manches, was in diesen Institutionen geschieht, zutiefst antitherapeutisch ist. Vor allem das ganze Behandlungsmilieu und oft auch der Umgang mit den Kranken schienen mir problematisch. Ich hatte mich schon jahrelang intensiv mit Schizophrenie befaßt und suchte in den verschiedensten Richtungen nach besseren Behandlungsmöglichkeiten. Das Beste, was ich fand, war für mich ganz klar die Soteria!

Faszinierte Sie dieses Projekt auch wegen des Anspruches, ohne Medikamente auszukommen?

Ja, gewiß, aber ein Stück weit muß ich Sie diesbezüglich enttäuschen und manche anderen Leute wohl auch: für mich war das eigentlich nie der Hauptgrund für meine Faszination für Soteria. Ich fand das zwar toll – wenn das geht auf diese Weise, ohne Medikamente, umso besser, aber ich hatte nicht von vornherein die gleiche heftige und fast aggressive Abwehr gegen die Medikamente wie die absoluten Psychopharmaka-Gegner. Ich hatte ja noch ein wenig erlebt, wie es war vor der Einführung der Neuroleptika und habe gesehen, daß diese Medikamente manches Positive mit sich gebracht haben an Möglichkeiten des Zugangs zu den Patienten. Auch die Entwicklung der sozialpsychiatrischen Dienste wäre ohne diese Medikamente weitgehend undenkbar gewesen. Was mich zunächst und vor allen Dingen interessierte, war, ein möglichst gutes therapeutisches Milieu zu schaffen und mit den Patienten so therapeutisch wie nur möglich umzugehen.

Welche Theorien stützten denn in der damaligen Diskussion den Mythos, ohne Medikamente auszukommen?

In den 60er Jahren schon hatten wir – wie gesagt – versucht, sozusagen die Psychoanalyse an die Stelle der Medikamente zu setzen, und später versuchten wir dasselbe mit der Familientherapie. Schon zu dieser Zeit waren wir allmählich zu weniger polaren Positionen gelangt; vielleicht weil wir in der Schweiz gearbeitet haben, wo alles immer ein bißchen gedämpfter und weniger extrem verläuft als anderswo und die Suche nach vernünftigen Kompromissen zum guten Ton gehört. Richtig ist allerdings, daß unser erstes Soteria-Team stark daran interessiert war, eine medikamentenfreie Behandlung auszuprobieren. Ich selber habe das von Anfang an ein Stück weit relativiert. Aber natürlich war auch ich angetan von MOSHERS Resultaten. Er behauptete, daß es gelinge, die Psychosen mit seinem Konzept des öfteren innerhalb weniger

Tage ohne Medikamente zu entspannen und weitgehend zu normalisieren. Das wollte ich überprüfen.

Bei wem haben Sie die größte Hilfe beim Unternehmen Berner Soteria gefunden und bei wem die größten Widerstände?

Die größte Hilfe habe ich bei Herrn Thomas PLATTNER gefunden, der mittlerweile zu einem Freund geworden ist. Er war Leiter eines großen Treuhandbüros und interessierte sich für die Psychiatrie, da sein Vater Gründer von »Pro Mente Sana« und ein wichtiger Psychiater war. Im November 1982 hielt ich auf einer Tagung in Liestal einen Vortrag, und neben mir saß beim Mittagessen zufällig dieser Mann, den ich vorher überhaupt nicht gekannt hatte. Er fragte mich unvermittelt: »Wissen Sie, was Sie tun würden, wenn Sie genügend Geld hätten?« Ich legte los und erzählte ihm vom Soteria-Projekt, und nach 15 Minuten sagte er: »Ich gebe Ihnen das Geld!« – Es war wie im Märchen! PLATTNER hatte nämlich kurz vorher eine große gemeinnützige Stiftung zur Verwaltung übernommen und suchte nach einer sinnvollen Geldanlage ... Daraufhin habe ich im Team konkret davon zu reden begonnen, Leute angeworben, Häuser gesucht – und plötzlich gab es dann ein hervorragend geeignetes älteres Haus mit hübschem Garten, mitten in der Stadt, ganz in der Nähe der Sozialpsychiatrischen Universitätsklinik zu kaufen. Allerdings gab es auch schon mehrere Interessenten, vorwiegend Spekulanten. Wir versuchten, die Kantonsverwaltung, das heißt das staatliche Gesundheitswesen, zum Kauf zu bewegen. Doch die Mühlen der Verwaltung mahlen langsam, die Entscheidung ließ auf sich warten. Zwei Tage vor dem Verkauf des Hauses an jemand anderen telefonierte ich verzweifelt mit Thomas PLATTNER. Obwohl er eigentlich nur die Kosten für die Betreuung hatte finanzieren wollen, kaufte er das Haus vom Fleck weg für über 1 Million Franken.

Es wird uns seither (von der genannten Stiftung) ohne Auflage zur Verfügung gestellt. Dabei gab es noch ein zweites Wunder: Das betagte deutsche Ehepaar KOHLSCHÜTTER, die Besitzer des Hauses, hatte dort seit vielen Jahren eine kleine Pension Garni geführt. Es war ein liebes altes Ehepaar, das eine ganz besonders wohnliche Hausatmosphäre geschaffen hatte, liebevoll eingerichtet für vorwiegend akademische Gäste, gar nicht hotelartig. Unser wichtigster Rivale, ein Spekulant, wollte das Haus niederreißen und ein Hochhaus auf das Grundstück stellen, er bot gut 100.000 Franken mehr als Herr PLATTNER – und trotzdem haben die KOHLSCHÜTTERS es uns gegeben, aus ideellen Gründen; ihnen gefiel der neue Verwendungszweck, und es war ihnen auch wichtig, daß ihr Werk nicht zerstört würde. Wir konnten es mit allen Möbeln übernehmen und einfach dort einziehen und unsere Wohngemeinschaft aufbauen. Diese Leute haben um des guten Zweckes willen auf 100.000 Franken verzichtet. Sie verbringen jetzt ihren Lebensabend im Berner Oberland, und ich schreibe ihnen noch ab und zu und gebe ihnen Bericht darüber, was sie da Gutes getan haben!

Die größte Hilfe kam also nicht von der Verwaltung oder aus der psychiatrischen Fachwelt, sondern von engagierten Privatleuten. Woher kam dann das Gegenstück, der Widerstand?

Eigentlich aggressiven Widerstand habe ich keinen gespürt – auch von meinen Kollegen kamen fast nur neutrale bis positive Reaktionen. Am schwierigsten war die allgemeine Trägheit, die Gleichgültigkeit oder auch das übliche »Was will der denn jetzt schon wieder? Etwas so Ausgefallenes, das bringt doch nichts«. Mit den Nachbarn haben wir die ganzen Jahre hindurch nie irgendwelche ernsthaften Schwierigkeiten gehabt.

»Wenn ich ein Milieu schaffe, das mich entspannt, dann ändert sich etwas in meinem Hirnstoffwechsel.«

Können Sie sich noch an das ursprüngliche Verständnis von Schizophrenie erinnern, als die Soteria in Betrieb ging?

Besonders wichtig war für mich in der milieu- und soziotherapeutischen Behandlung der Schizophrenie, daß das Affektive und das Intellektuell-Kognitive nicht getrennt betrachtet werden, sondern sinnvoll zusammenspielen. 1979-81 beschrieb ich dies im Buch »Affektlogik«, erschienen ist es dann 1982. Unsere Soteria ist 1984 eröffnet worden, und die in der »Affektlogik« entwickelten Konzepte flossen voll mit ein. Für mich war das Leitmotiv deshalb das Herstellen eines emotional tragenden Feldes. Das ist eines der Prinzipien, die ich im »Affektlogik«-Schlußkapitel aufgestellt habe.

Es bleibt der Streit biologische contra Sozialpsychiatrie. Wann haben Sie erkannt, daß es in der Schizophreniebehandlung zu einem multifaktoriellen Modell kommen muß?

Wir wollten ja versuchen, MOSHERs Beobachtungen nachzuprüfen, wonach man auch ohne neuroleptische Medikamente, allein mit einem geeigneten Milieu, Schizophrenen aus der Psychose helfen kann. Das glaubte ich ihm sofort, weil ich Ähnliches bei psychoanalytischen Schizophrenie-Therapien auch schon gesehen hatte. Für mich stand die Biologie deshalb seit jeher nicht so im Vordergrund, aber ich war auch nicht gegen sie eingestellt. Ich meine, es ist absurd zu denken, man käme ohne die Biologie aus – unser Körper ist Biologie und unser Hirn ist Biologie, und so zu tun, als ob wir keinen Körper hätten, führt in die Irre. Nur ist es so, daß man die Biologie auch auf psychologischen und sozialen Wegen beeinflussen kann. Wenn ich ein Milieu schaffe, das mich entspannt, dann ändert sich etwas in meinem Hirnstoffwechsel, und umgekehrt verändert sich die »neurobiologische Stimmung« meines Körpers und Gehirns ebenfalls in einer angsteinflößenden oder aggressiven Umgebung. Das ist der theoretische Ansatz, auf dem das ganze Soteria-Experiment letztlich basiert. Er integriert die Biologie und die psychosozialen Aspekte, statt sie voneinander zu trennen.

Was würden Sie als die wichtigste Erkenntnis auf dem biologischen Gebiet in den letzten zehn Jahren bezeichnen?

Die Rolle des limbischen Systems für die Gefühle – das ist für mich das Wichtigste.

Also hat die Schizophrenie etwas mit dem limbischen System zu tun?

Das ist eine Vermutung, die man heute unbedingt haben muß und die ich übrigens schon in der »Affektlogik« andeutete. Könnte die Schizophrenie nicht eine Limbopathie sein, also eine Störung des Zusammenspiels zwischen Fühlen und Denken? Ich meine, daß sehr vieles, was gegenwärtig aus der neurobiologischen Forschung kommt, für diese Hypothese spricht. Gleichzeitig wird sie auch durch psychoanalytische, psychodynamische und soziodynamische Befunde gestützt. Nach meiner Vermutung wären deshalb vielleicht gar nicht nur Depression und Manie, sondern auch die Schizophrenie in ihrem Wesen zentral eine affektive Psychose, eine Störung der Affekte, allerdings auf eine andere Weise als in der Depression oder Manie: dort sind die Affekte zu starr, zu rigide, die ganze Zeit entweder euphorisch oder traurig verstimmt; in der (akuten) Schizophrenie dagegen sind sie zu labil, zu sprunghaft und unbeständig.

Und welche Erkenntnisse auf gesellschafts- bzw. gesundheitspolitischem Gebiet halten Sie für wichtig?

Für besonders wichtig halte ich die Organisation der psychiatrischen Versorgung und die Gestaltung von Umgang und Milieu in den psychiatrischen Institutionen. Die Atmosphäre in den alten psychiatrischen Kliniken war, wie schon erwähnt, nach meiner Meinung in mancher Hinsicht antitherapeutisch. So etwas von Stereotypisierung und Einengung und Verarmung in jeder Hinsicht, Mangel an Anregung, Austausch, Entwicklungsmöglichkeiten – das kann man sich heute kaum noch vorstellen! Daß so etwas krank machen muß oder einen Zustand, der ohnehin zur Einengung und Abkapselung tendiert, nicht bessern kann, das wurde mir immer klarer.

Gab es ein persönliches Schlüsselerlebnis?

Eine Art von Schlüsselerlebnis hatte ich etwa 1970 in einer Lausanner Chronikerabteilung, auf der ich kurz vertretungsweise arbeitete: dort war, unter vielen anderen, ein kleiner rundlicher Patient mit spiegelglatter Glatze. Der Pfleger hatte die Angewohnheit, ihm immer wieder mit der Hand über die Glatze zu streichen und zu sagen: »Ah, oui, ça va bien, Jean, n'est-ce pas, ça va bien!« Sonst aber schien sich tagaus tagein überhaupt nichts zu ereignen; der Patient stand nur herum und rauchte unaufhörlich. Eines Tages fragte ich den Pfleger nach der Diagnose dieses Patienten. Oh, er habe natürlich eine typische chronische Schizophrenie, einen sogenannten Defektzustand, er sei ja völlig eingeengt und habe keinen Kontakt, keinerlei Interessen, keine Zukunftsperspektiven mehr; er sei ein schwer reduzierter Mensch.

Der gleichen Überzeugung war auch die ganze Belegschaft. – Da schaute ich in die Krankengeschichte und fand überhaupt keine Diagnose einer Schizophrenie, sondern bloß einer unklaren Persönlichkeitsstörung mit sporadischen epileptischen Anfällen. Aber auch Anfälle waren seit vielen Jahren keine mehr aufgetreten; von nahe besehen waren es in erster Linie soziale Umstände gewesen, die ihn in die Klinik gebracht und dort behalten hatten: der Patient hatte keine Familie, keine Arbeit und keine Wohnung. Mit den Jahren aber war er im Krankenhaus immer mehr »versandet« und »untergegangen« – und zuletzt bot er genau dasselbe Bild wie ein schwer Schizophrener. Mit großer Wahrscheinlichkeit war dieser Zustand weitgehend ein Anstaltsartefakt. BROWN und WING beschrieben dies 1971 als Institutionalismus. Sie haben nachgewiesen, daß Patienten der verschiedensten Diagnosegruppen unter ungünstigen Milieubedingungen immer wieder zum selben Bild kommen, das man früher einfach als schizophrenen Defekt mißverstanden hat.

Man kann also die Merkmale der chronischen Schizophrenie erlernen?

Das kann man ein Stück weit erlernen. Es ist sicher, daß auf diesen Chroniker-Abteilungen alten Stils regressive Verhaltensweisen auch sozial gezüchtet wurden – und zwar in einer unbewußten Kollision zwischen Pflegerschaft, Ärzteschaft und Patienten, in welcher sich die gegenseitigen Erwartungen und Verhaltensweisen mit der Zeit in bestimmten rigiden Mustern festfahren und aneinander angleichen genau wie im Militärdienst, so daß jeder sich schließlich auf eine Art und Weise verhält, die von außen höchst eigenartig anmutet.

Der Name Ciompi steht für jemanden, der verschiedene Hypothesen im Kopf miteinander verbindet – sowohl auf dem Papier als auch in der Umsetzung. Wie oft werfen Sie Ihre persönlichen Hypothesen für sich über den Haufen? Alle zwei Jahre, alle fünf Jahre?

Welche?

Wieviele Hypothesen hatten Sie denn?

Das weiß ich nicht. Die, die man verworfen hat, vergißt man, und andere, die fruchtbar erscheinen – wie z.B. die Hypothese der Affektlogik – entwickeln sich weiter. Das Wort »Affektlogik« habe ich, glaube ich, 1978 oder 1979 in meinen persönlichen Notizen zu gebrauchen begonnen, und die Hypothese der Affektlogik habe ich überhaupt nie verlassen, sondern im Gegenteil über die Jahre hin ständig weiterverfolgt und vertieft.

Auf welche Erkenntnisse warten Sie? Welcher Mosaikstein fehlt noch, um sagen zu können, wie die Schizophrenie funktioniert?

Ich glaube, der nächste Schritt, das nächste Element zu diesem Puzzle wird sein, daß man auf dem hirnphysiologischen und hirnanatomischen Niveau besser verstehen wird, wie die Affekte mit den kognitiven Funktionen – oder wie das Frontalhirn mit dem limbischen System oder das limbische System mit dem Hypothalamus – zusammenspielen. Auch müssen wir besser verstehen lernen, wie der psychische, der soziale und der biologische Bereich sich gegenseitig beeinflussen. Erst dann werden wir, so glaube ich, dem Rätsel der Schizophrenie näherkommen.

Sie sind einer der wenigen, die sehr stark auch die integrativen, multifaktoriellen Konzepte vertreten und fordern. Das wirkt in der heutigen Zeit wie jemand, der auf zwei Eisschollen steht, die auseinandertreiben. Das führt zu einem Spagat, und irgendwann, wenn man nicht schwimmen will, muß man auf eine der Schollen springen. Ist es nicht wider den Zeitgeist zu versuchen, die psychiatrischen Schulen miteinander ins Gespräch zu bringen?

Es gibt Leute, die – und das finde ich sinnvoll – biologische Forschung machen. Und es gibt andere, dazu gehören wir, die konzentrieren sich in Forschung und Therapie auf den psychologischen und sozialen Bereich. Das sind doch keine Gegensätze, sondern sich gegenseitig ergänzende Aspekte ein- und desselben Ganzen.

Wir müssen fähig werden, zwei, drei Dinge gleichzeitig zu denken und zu tun – das sollte doch im Zeitalter der Postmoderne und der High-Technologie, wo jedermann von allseitiger Vernetzung und von Multikausalität spricht, keine so schockierende Forderung mehr sein!

Ist das nicht unpolitisch gedacht? Muß man sich nicht der Frage stellen: wohin wandern die Geldströme? Ist die Psychiatrie nicht gerade nach der deutschen Wiedervereinigung wieder eindeutig das letzte Glied bei allen Veränderungen, die im Osten anstehen? Hat man wirklich die Wahl, beides zu machen, d.h. sowohl die Biologie wie die psychosoziale Medizin?

Was heißt denn das, hat »man« die Wahl? Ich habe die Wahl, genau so wie jeder andere! Ich hätte ein biologischer Forscher werden können, aber ich habe eine andere Richtung gewählt und darin doch auch einiges zu erreichen vermocht, obwohl mir kein Mensch Geld gegeben hat außer Herr PLATTNER, jedenfalls keine Industrie, aber auch nicht einen Rappen!

Eben. Da schließt sich die Frage an: Ist die Soteria ein Alternativ-Projekt oder ein medizinisches Projekt?

Es ist ein alternatives medizinisches Projekt! Ich bin Arzt und meine, ich sei nicht weniger, sondern mehr Arzt und vor allem mehr Psychiater, wenn ich versuche, das Krankheitsbild der Psychose, das seit weit über hundert Jahren zum Feld der Medizin gehört, sowohl in seinen medizinisch-biologischen wie auch in seinen psychologisch-sozialen Aspekten zu verstehen. Ein echter Arzt ist nicht nur ein Biologe, ein Arzt ist jemand, der es mit dem ganzen Menschen zu tun hat.

Es wäre kein Problem, wenn Sie alleine die Soteria machen würden, aber das Team hat ja auch unterschiedliche Vorstellungen. Es gibt viele Hoffnungen: »Ich fange jetzt etwas Alternatives an; ich bin daran beteiligt, etwas Neues auszuprobieren.« Das ist eine starke Motivation. Andererseits gibt es auch von der offiziellen Seite Impulse, eben zu beweisen, daß medizinisch etwas erreicht werden kann, daß Soteria nicht nur ein alternativer Freiraum ist – durch eine Märchenspende erkauft.

Deshalb ist »Soteria Bern« ja zugleich ein Forschungsprojekt, das versucht, mit einer gültigen Methodologie auf einem Niveau zu forschen, das von einer guten Fachzeitschrift angenommen werden kann – und zwar innerhalb des medizinischen Feldes und nicht außerhalb. Wir sind nach sieben Jahren jetzt so weit, daß wir Forschungsresultate haben und damit zeigen können: Das Soteria-Projekt bringt etwas.

»Das Team ist entscheidend.«

Unter welchem Erfolgsdruck steht die Soteria, was muß bewiesen werden?

Wir haben von Anfang an sehr bewußt die Taktik gewählt, die Sache möglichst nicht an die große Glocke zu hängen, um nicht sogleich unter Erfolgszwang zu kommen, sondern ruhig arbeiten zu können.

Trotzdem ist das Projekt mit der Zeit natürlich bekannt geworden, weil jemand irgendwo davon erzählt und damit das Verlangen nach mehr und mehr Information geweckt hat. Dieses enorme Informationsbedürfnis – Soteria als neuer Hoffnungsträger –, von dem ja auch Ihr vom Psychiatrie-Verlag mit der Idee zu diesem Buch ausgegangen seid, hat also unter anderem damit zu tun, daß wir eigentlich gar nicht davon reden wollten.

Wie würden Sie die Entwicklung der Soteria in der Teamstruktur beschreiben?

Das erste Team war stark getragen vom Pioniergeist; das ist mit jedem neuen Projekt so. Dann denke ich auch, daß es eine besonders günstige Zusammensetzung von sehr verschiedenen Leuten war, sie haben sich alle ausgezeichnet ergänzt. Die ersten vier bis fünf Jahre blieb das Team praktisch konstant. Dann machten sich einerseits gewisse Ermüdungserscheinungen bemerkbar, und andererseits wollten einige Leute einfach wieder einmal etwas anderes machen. Im sechsten Jahr spitzte sich die Instabilität durch das Zusammentreffen verschiedener Zusatzfaktoren stark zu: Wechsel in der oberärztlichen Leitung, Konzeptwechsel, neue Forschungsresultate. Auch psychologisch war die Situation nicht mehr dieselbe, weil wir nicht mehr am Anfang standen, nicht mehr einfach dachten: jetzt machen wir alles anders und besser als früher.

Es ist eine andere Situation, wenn man Erfahrung hat und auch weiß, daß das, was man tut, nicht immer erfolgreich ist. Dazu kamen gewisse negative Erfahrungen, die das Team stark verunsicherten. Wir haben im letzten Jahr zum ersten Mal wirklich schwere Zwischenfälle mit Aggressions- und Suizidversuchen gehabt, die wahrscheinlich mit der Krise im Team zusammenhingen, diese aber auch noch verstärkten. Die Krise ist wieder aufgefangen worden. Es ist etwas Schönes, auch im Team zu erleben, was wir vom einzelnen her wissen: nach überstandener Krise ist man gereift und gefestigt. Ich hoffe, daß dies anhalten wird.

Ihnen ist der Teamgedanke immer wichtig gewesen.

Nicht nur wichtig, sondern entscheidend.

Wann haben Sie sich am meisten als Chef gefordert gefühlt – in der Anfangsphase?

Nein – je kritischer es wurde, natürlich.

Am Anfang mußten Sie aber als Ideengeber sehr viel vorgeben.

Gewiß! – Aber das war doch sehr angenehm, das war eine aufregende kreative Herausforderung.

Wann haben Sie sich am stärksten alleine oder verunsichert gefühlt in der ganzen Zeit?

Alleine ist man natürlich irgendwie immer, vor allem mit der Verantwortung für so eine Sache, die natürlich auch allerhand Risiko in sich birgt. Mit diesem Risiko fühlte ich mich weitgehend alleine, denn ich wußte und habe das auch immer wieder im Team gesagt: Wenn's irgendwie schief geht, dann muß ich das letztlich verantworten.
Noch zum Stichwort Verunsicherung: Als es überall so schwierig wurde, und die Erkenntnis kam, daß es dem Team nicht gut geht, war eine Zeit lang natürlich auch das ganze Behandlungskonzept in Frage gestellt; wir wußten alle nicht mehr recht, ob wir überhaupt etwas Vernünftiges taten oder nicht.

Mit wem nehmen Sie in solchen Krisensituationen Kontakt auf, wen fragen Sie, ein Teammitglied oder jemanden außerhalb?

Weitgehend innerhalb. Innerhalb der Forschungsgruppe und im Team selber. Auch in der Krise ist es immer wieder gelungen, miteinander zu sprechen.

Es gibt also keinen Supervisor für Ciompi?

Doch, wenn auch keinen offiziellen und regelmäßigen. Aber ich sprach mit Freunden und Kollegen, besonders mit meinem ehemaligen Chef Christian MÜLLER und mit dem Psychoanalytiker Dieter SIGNER. Das Team seinerseits hatte immer einen Supervisor; gelegentlich sind einzelne aus dem Team auch aus ihrem eigenen

Erleben heraus zu supervisorischen oder therapeutischen Begleitungen gegangen.

Auf die Frage an die Betreuer und Betreuerinnen: »Was würden Sie sofort ändern?« kam als Antwort das große Bedürfnis nach mehr Supervision und Begleitung in der Betreuung.

Ja – und auch das ist etwas, was sich stark verändert hat: der Anspruch nach mehr Stützung und Betreuung ist viel größer als am Anfang. Das hat vermutlich – und nur scheinbar paradox – mit der wachsenden Erfahrung, dem größeren Wissen um mögliche Probleme und Gefahren zu tun. Vielleicht gehört das wachsende Bedürfnis nach Supervision auch ein Stück weit zum aktuellen Zeitgeist. Nach der Krise im letzten Jahr hat sich der Kontakt und Austausch zwischen den Teammitgliedern auch ein bißchen institutionalisiert. In der wöchentlichen Teamsitzung gibt es zu Anfang eine sogenannte »Befindlichkeitsrunde«, auf der jeder sagt, wie es ihm zur Zeit subjektiv geht. Das hat sich als Ventil für Spannungen und Ängste im Team sehr bewährt.

»Diskussionen gab es permanent.«

Halten Sie mittlerweile das ursprüngliche Konzept, Menschen in akuten Krisen in einem Haus mit wohngemeinschaftsähnlichen Strukturen unterzubringen, für überdenkenswert? Gibt es Diskussionen darüber, ob die Struktur Soteria dem noch gerecht wird, was Sie theoretisch erarbeitet haben?

Diskussionen gibt es permanent. Das ist ja auch das Spannende am Ganzen, daß wir uns immer wieder fragen, was sollen wir verändern, wofür sind wir eigentlich gut und wofür nicht. Um die sich zuspitzende Situation im letzten Jahr aufzufangen, haben wir über mehrere Monate eine Team-Weiterbildung unter meiner Leitung eingeführt. Wir haben alle wichtigen Grundsatzfragen aufgelistet und sie in eine Rangordnung gebracht, so z.B.: Was bringt dieses Milieu? Für welche Patienten ist es gut und für welche nicht? Wie sollen wir welche Patienten aufnehmen? Wie lange sollen sie da bleiben? Wie gehen wir jetzt – nach unseren mehrjährigen Erfahrungen – mit den Medikamenten um? Wie gehen wir mit den Familien um? Wie soll die Tagesstruktur sein? Welcher Art soll die Supervision sein? Wie sollen wir die Teammitglieder auswählen? Wie soll die Teamstruktur sein? Wollen wir einen Teamchef? Den hatte uns MOSHER mehrfach sehr empfohlen, aber das Team hat es immer abgelehnt; es wurde erneut diskutiert und erneut abgelehnt. Das sind noch nicht alle, aber eine Reihe von Fragen, die wir in dieser Zeit intensiv bearbeitet haben. Daraus ergab sich eine neue gemeinsame Plattform, auf der wir uns wieder sicher fühlen.

Was wäre aus Ihrer persönlichen Sicht das Dringendste für eine Veränderung?

Der größte Schwachpunkt ist die sog. Tagesstruktur, d.h. eine regelmäßige Beschäftigungsmöglichkeit. Dafür ist die personelle Basis jedoch zu gering. Jemand sollte jeden Tag zwei oder drei Stunden für Patienten, die eine solche Struktur brauchen, aber noch nicht draußen arbeiten können, zur Verfügung stehen. Da besteht eine Lücke. Allerdings ist es nicht so, daß keinerlei Beschäftigungsmöglichkeiten existieren. Die Ausgangsidee war indessen, daß keine »künstliche« Ergotherapie eingeführt werden sollte, sondern daß jede Arbeit unmittelbar einsichtig und nötig sein sollte, wie z.B. Kochen, Putzen, Gartenarbeit, Anstreichen, Möbel restaurieren etc. Dies resultiert aus dem Konzept der Affektlogik: Wenn Schizophrene Menschen sind, deren Fähigkeit zur kognitiven und affektiven Verarbeitung von Informationen aller Art eingeschränkt ist, so sollte man sie so wenig wie nur möglich mit unklaren Anforderungen und Situationen belasten, sondern man muß das Nächstliegende und Einfachste tun – Kartoffelnschälen, Kochen, Tischdecken und so weiter.

Die Schlußfrage: Warum gibt es die Soteria nicht in Deutschland? Welche Gründe vermuten Sie – sind die Deutschen zu kompliziert?

Ja, das finde ich zuweilen. Da müssen zuerst Riesenorganisationen aufgezogen werden, um zu überlegen, was man eventuell tun könnte, anstatt in einer Kleingruppe einfach mal zu handeln. Manchmal muß man halt Märchen einfach machen – aber es gehört freilich ebenfalls eine Portion Glück dazu! Vielleicht sind auch die gesetzlichen Bestimmungen in Deutschland komplizierter als bei uns. Jedenfalls sind eine ganze Reihe von Anläufen, die verschiedenenorts unternommen wurden, bisher offenbar immer wieder im Sand verlaufen.

Zum Konzept der therapeutischen Begleitung durch die Psychose

Wie wird begleitet?

Elisabeth Aebi

Unsere Grundsätze für die Begleitung akut psychotischer Menschen in einem speziellen milieutherapeutischen Setting leiten sich aus CIOMPIs Schizophrenieverständnis ab, wie es im vorangehenden Interview zum Ausdruck kommt und ausführlich in verschiedenen Artikeln und Büchern beschrieben ist (siehe Literaturauswahl im Anhang).

Die übergeordnete Forderung lautet: Möglichst große Erleichterung der Informationsverarbeitung im weitesten Sinne sowie konstante psycho- und soziotherapeutische Unterstützung zur Überwindung der psychotischen Krise und Verarbeitung der zugrundeliegenden Lebensproblematik. Daraus ergeben sich die folgenden acht therapeutischen Grundsätze:

- überblickbares, möglichst »normales«, transparentes, entspannendes und reizgeschütztes therapeutisches Milieu;
- behutsame und kontinuierliche mitmenschliche Stützung während der psychotischen Krise durch wenige ausgewählte Bezugspersonen;
- konzeptuelle und personelle Kontinuität von der akuten Behandlungsphase bis zur Wiedereingliederung;
- klare und gleichartige Informationen für Patienten, Angehörige und Betreuer hinsichtlich der Erkrankung, ihrer Prognose und Behandlung;
- ständige enge Zusammenarbeit mit Angehörigen und weiteren wichtigen Bezugspersonen;
- Erarbeitung von gemeinsamen konkreten Zielen und Prioritäten auf der Wohn- und Arbeitsachse, mit Induktion von realistischen,

vorsichtig positiven Zukunftserwartungen;

- Verwendung von Neuroleptika nur bei anders nicht abzuwendender akuter Selbst- oder Fremdgefährdung, bei fehlenden Anzeichen von Besserung nach 4-5 Wochen oder bei anders nicht behebbarer Rückfallgefahr in der Nachbetreuungsphase;
- systematische Nachbetreuung und Rückfallprophylaxe während mindestens zwei Jahren, aufgrund einer vorherigen Analyse von individuellen Frühwarnzeichen, Belastungssituationen und möglichen Bewältigungsstrategien, gemeinsam mit Patienten, Angehörigen und Betreuern.

Die Verwirklichung dieser Prinzipien wird in einer kleinen, in ihrer Organisation und Atmosphäre weitgehend dem »Soteria-House« MOSHERs nachgebildeten, therapeutischen Wohngemeinschaft angestrebt. Als therapeutisches Setting steht ein freundliches älteres Haus mit Garten mitten in der Stadt zur Verfügung, das als offene Wohngemeinschaft geführt wird und maximal acht Bewohnern und Bewohnerinnen sowie zwei ständig anwesenden Betreuern Platz bietet. Das Betreuerteam besteht aus fünf spezialisierten Psychiatrieschwestern oder -pflegern und vier Laienmitarbeitern und -mitarbeiterinnen, welche in erster Linie nach ihren empathischen Fähigkeiten und ihrer Belastbarkeit ausgewählt wurden. Dem Team steht teilzeitig eine Oberärztin vor; ein Assistent ist zudem an der nahe gelegenen Notfallpforte des städtischen Krankenhauses ständig erreichbar. Je zwei Betreuer und Betreuerinnen haben in sich überlappenden Schichten jeweils 48 Stunden lang durchgehend Dienst; danach folgen in der Regel mehrere Erholungstage. Während eines halben Tages pro Woche treffen sich alle Betreuer zur Situationsbesprechung. Alle zwei Wochen findet eine Supervision durch einen erfahrenen Psychotherapeuten statt.

Am Anfang der Soteria stand unsere Hoffnung, dem psychotischen Erleben ohne institutionelle Zwänge mehr Raum geben zu können. Dafür müßte man genügend Zeit haben, soviel Zeit, wie der betreffende Mensch eben braucht.

In unser erstes Soteria-Informationsblatt schrieben wir: »Unsere hauptsächlichste Aufgabe ist das Begleiten des psychotisch Leidenden durch die akute Krise.... Nach der Krise versuchen wir, den Bewohner in seiner Neuorientierung zu stützen und zu fördern.«

Wir versuchten, der Begleitung, die wir uns als hilfreich vorstellten, eine eigene Form zu geben. Wir unterschieden vier Phasen mit unterschiedlichen Schwerpunkten: eine Phase der Beruhigung, eine der Aktivierung, eine der Integration und eine der Stabilisierung.

Jeder Bewohner, jede Bewohnerin hat im Betreuerteam zwei Bezugspersonen, die für die Begleitung eine besondere Verantwortlichkeit übernehmen.

Erste Phase: Beruhigung (»Weiches Zimmer«)

Die erste und akute Phase findet in der Regel im sogenannten »weichen Zimmer« statt. Sie dient der Angstlösung und Beruhigung durch ständige mitmenschliche Begleitung des psychotischen Menschen. Das »weiche Zimmer« ist ein freundlicher, entspannender, reizgeschützter Raum im Erdgeschoß: ein weicher Wollteppich, je eine Matratze in zwei sich diagonal gegenüberliegenden Ecken, große Kissen. Die Wände pastellgelb, der Teppich hellbeige. Viel Licht vom Garten. Hier gilt es, einfach dabei zu sein, empfänglich zu sein für das, was vom anderen kommt.
Zwei Szenen aus dem »weichen Zimmer« sollen dies illustrieren:

»Wir sitzen uns gegenüber am Boden. Anna schaut unruhig umher. Steht immer wieder auf, um sich gleich wieder zu setzen. Hat Angst, sie müsse sterben. Sie habe so ein sonderbares Gefühl in ihren Armen und Beinen. Ob ich nicht auch meine, da stimme etwas nicht. Wenn nur ihren Eltern nichts zustoße. Sie habe solche Angst, es könnte ihnen etwas zustoßen. Und diese Kriege auf der ganzen Welt. Sie wisse genau, daß sie die Verantwortung dafür trage. Jetzt wolle sie ihre tönerne Figur bemalen, die sie gestern modelliert hat. Sie nimmt schwarze Farbe und bemalt damit ungeschickt eine kleine tönerne Gestalt, die eingerollt dasitzt. Bald hat sie auch ganz schwarze Finger von der Farbe, und ihre Hände zittern. Es sei ihr so sonderbar zumute. Jetzt höre sie wohl besser auf. Anna steht auf, und ich begleite sie ins Bad neben dem weichen Zimmer, wo sie ihre Hände wäscht. Wir kehren zurück, setzen uns wieder und betrachten die kleine schwarze Gestalt. Anna spricht wieder von ihrer Angst zu sterben. Sie habe allen Halt verloren, das Gefühl, es entgleite ihr alles. Sie schaut mich angstvoll an. Ich halte ihre Hand und sage ihr, wir würden schauen, daß ihr nichts geschieht, daß wir bei ihr bleiben, daß die Angst vorbeigehen werde. Wir setzen uns Rücken an Rücken. Sie spricht wieder von all ihren Ängsten, ich höre zu, spüre, wie sie sich anlehnt, gebe ihr Halt. Sie sagt, es tue ihr gut. Die anfängliche Unrast ist vorbei, das sonderbare Gefühl in ihren Armen und Beinen verschwindet. Für eine Weile ist es gut.«

»Als ich am Morgen in die Soteria komme, höre ich einen lauten Sing-Sang, hart an der Grenze zum Schreien, aus dem weichen Zimmer dröhnen. Dieses Singen und Schreien hält den ganzen Morgen an. Nach dem Mittagessen löse ich meine Kollegin ab und gehe ins weiche Zimmer. Gabi sitzt auf dem Boden, singt und schreit und schlägt mit ihren Fersen auf den Boden ein. Ich begrüße sie und stelle mich vor. Sie schaut mich aus angstvoll geweiteten Augen an, singt und schreit aber ohne Unterbrechung weiter. Ich setze mich ihr gegenüber auf den Boden. Von dem, was sie singt, ist außer dem Wort »gelb, gelb, gelb« nichts verständlich. Ich sitze dabei und schaue ihr zu. Zwischendurch hört sie mit ihrem Singen und Schreien auf und läuft unruhig im Zimmer hin und her. Dann fängt sie wieder von vorne an. Als sie wieder mit den Fersen auf den Boden trommelt, sage ich ihr, ich würde gerne ihre Füße massieren. Sie hält einen Moment inne. Ich nehme ihren einen Fuß in die Hand und beginne, ihn leicht zu massieren, vielleicht fünf Minuten lang, dann nehme ich den andern Fuß und tue dasselbe. Während der Massage singt und schreit Gabi weiter. Ich wiederhole dieses

Massieren mehrmals. Zwischendurch wird Gabi ruhiger und gibt auf Fragen zu ihrer Person einsilbig Antwort. Dieser Zustand hält in etwa derselben Form mehrere Tage an, bis die Phasen, in denen sie ruhiger ist, immer länger und Gespräche über ihre Lebenssituation und insbesondere über Schwierigkeiten in ihrer Beziehung zur Mutter möglich werden.«

Mit dem »weichen Zimmer« wollen wir jemanden vom restlichen Betrieb des Hauses abschirmen. Die Mahlzeiten können im »weichen Zimmer« eingenommen werden. Während der Nacht schläft ein Betreuer oder eine Betreuerin im »weichen Zimmer«. Wenn jemand sehr unruhig ist und dauernd rausgehen will, so begleiten wir ihn oder sie, kehren aber bald wieder zurück. Die einen mögen diese ständige nahe Begleitung, erzählen sehr viel. Frühe Erinnerungen tauchen auf, wollen mitgeteilt sein, vermischen sich mit der Gegenwart, die Zeit gerät durcheinander. Wir versuchen, gemeinsam die Ereignisse zu entwirren: Veränderte Empfindungen sind etwas weniger angstmachend, wenn jemand zu verstehen sucht, was mit einem vorgeht. Andere Bewohner und Bewohnerinnen finden die Nähe einer fremden Person zu bedrohlich, möchten lieber alleine sein. Oder die Bedürfnisse nach mehr Nähe und mehr Distanz wechseln sich bei ein und derselben Person ab. Das »weiche Zimmer« ist eine Art Behälter, der klar umgrenzt ist und individuell gefüllt und genutzt werden kann. Die Kunst der Begleitung in dieser Phase besteht darin, intuitiv auf die aktuellen Bedürfnisse des einzelnen Menschen in der psychotischen Krise einzugehen, alles unter der übergeordneten Zielsetzung der Beruhigung.

Zweite Phase: Aktivierung

Wenn sich jemand wieder soweit zurecht gefunden hat, daß er oder sie Anteil nehmen kann am gemeinschaftlichen Leben im Hause, so kann ein eigenes Zimmer in den oberen Stockwerken bezogen werden. Gleichzeitig werden nun Anforderungen gestellt, sich am gemeinsamen Haushalt zu beteiligen. Arbeiten wie Einkaufen, Kochen, Putzen werden zuerst je nach Bewohner oder Bewohnerin in Begleitung, dann zunehmend selbständig ausgeführt. Der Übergang von der ersten zur zweiten Phase erfolgt Schritt für Schritt.

Die zweite Phase ist stark geprägt durch die viele unstrukturierte Zeit. Wir bieten bewußt keinen Stundenplan mit festgelegten Aktivitäten an. Es gibt kein spezifisch therapeutisches Angebot, keine Gruppensitzungen. Wir wollen kein künstliches Milieu schaffen, sondern uns an lebenspraktische Tätigkeiten halten. Durch gemeinsames Tätigsein in Haus und Garten versuchen wir, neue Erfahrungen zu ermöglichen, die für eine Orientierung im Alltag hilfreich sind. Es stellt sich dabei immer wieder die Frage, wie sehr jemand, der keine Eigeninitiative zeigt, zu Aktivitäten ermuntert oder seinem Nichts-Tun überlassen werden soll.

Außerdem beschäftigt die meisten Bewohner und Bewohnerinnen in dieser Zeit, was sie eben in der akuten Psychose erlebt haben. In der Regel sind die Leute etwa zehn bis vierzehn Tage nach dem »weichen Zimmer« sehr mitteilsam. Dann haben sie plötzlich genug, und viele fallen in eine ausgesprochen gedrückte Stimmung, fragen sich, wie das geschehen konnte, was dies nun für ihr Leben bedeute, wer sie überhaupt seien. Es macht sich eine große Antriebslosigkeit breit.

So geht es in dieser Phase des Aufenthalts in der Soteria vor allem darum, die Tatsache eines so einschneidenden Erlebnisses, wie es eine Psychose darstellt, zu verarbeiten und für jeden einzelnen eine gute Form der ermunternden Unterstützung zu finden, damit sich jemand zunehmend selbständig und sicher in »unserer« Realität bewegen kann. Dazu gehören auch Gespräche mit den jeweiligen Bezugspersonen über individuelle Möglichkeiten der Belastungsreduktion, damit einem eventuell drohenden Zurückfallen in die Psychose vorgebeugt werden kann.

Dritte Phase: Soziale und berufliche Integration

In dieser Phase geht es um den Übergang in die soziale Welt außerhalb der therapeutischen Gemeinschaft. Während die zweite Phase noch geprägt ist durch die gemeinsamen Aktivitäten von Betreuern und Bewohnern, erfolgt die Unterstützung in der dritten Phase in erster Linie durch das Gespräch. Der Schwerpunkt liegt dabei auf der Beratung in sozialen Fragen. Es wird erwartet, daß die konkreten Handlungsschritte von den Bewohnern und Bewohnerinnen selbständig unternommen werden.

Externe Kontakte werden ausgebaut, Arbeitsstelle oder Schule sowie Wohnmöglichkeiten diskutiert. Kehrt jemand nach der Soteria wieder in die alten Verhältnisse (bezüglich Arbeit und Wohnen) zurück, so geschieht dies meistens stufenweise. Zuerst wird die Arbeitsstelle wieder angetreten, danach folgt ein Probewohnen zu Hause, erst übers Wochenende, dann eine Woche oder zwei. Während dieser Zeit bleibt in der Regel der Soteria-Platz reserviert.

Vierte Phase: Stabilisierung

Für die Zeit nach dem Austritt aus der therapeutischen Gemeinschaft empfehlen wir den Bewohnern und Bewohnerinnen eine Nachbetreuung mit dem Ziel der Rückfallverhütung und der psychosozialen Stabilisierung. Dieses Angebot wird allerdings ganz unterschiedlich wahrgenommen. Während die einen nach der akuten Krise möglichst schnell zum »normalen« Alltag zurückkehren wollen und das Erlebte wie einen bösen Traum behandeln, an den man nicht mehr denken mag, äußern andere bereits in der akuten Phase das Bedürfnis nach einer intensiven Psychotherapie.

Wir akzeptieren es, wenn jemand von einer Nachbetreuung gar nichts wissen will und unterstützen die anderen bei der Suche nach einem geeigneten Therapeuten. Die Formen der Nachbetreuung unterscheiden sich sehr stark. Sie gehen von unterstützenden Gesprächen durch die jeweiligen Bezugspersonen der

Soteria über Kontakte mit gemeindepsychiatrischen Equipen der Sozialpsychiatrischen Universitätsklinik bis zu intensiven Psychotherapien mit externen Psychotherapeuten. Der Beginn mit therapeutischen Aktivitäten außerhalb der Soteria variiert individuell sehr stark.

Erfahrungsgemäß äußern Bewohner und Bewohnerinnen nach einer zweiten oder dritten Krise viel eher das Bedürfnis nach einer weiterführenden Psychotherapie als nach einer ersten akuten Psychose. Der Druck, sich grundsätzlich mit der Tatsache psychotischer Einbrüche auseinanderzusetzen, in der Hoffnung, sie so zu verhindern, ist dann am größten.

Medikamente

In der Soteria werden Medikamente, vor allem Neuroleptika, äußerst vorsichtig und nicht in jedem Fall eingesetzt. Wenn möglich wird einer rein milieutherapeutischen Begleitung der Vorzug gegeben. Klingt aber die akute Phase nicht ab und wird nach dauernder Unruhe und Schlaflosigkeit über längere Zeit eine gezielte, zeitlich limitierte Medikation doch in Betracht gezogen, so geschieht dies nie ohne Zustimmung durch den betreffenden Bewohner bzw. die Bewohnerin. Über Neuroleptika wird ausführlich diskutiert. Sie werden erst auf der Grundlage einer vertrauensvollen Beziehung verabreicht, die den Bewohnern ein Recht auf eigenständige Entscheidungen einräumt.

Angehörige und Freunde

Angehörige und Freunde, alle wichtigen Partner, werden von Anfang an systematisch in die therapeutische Arbeit einbezogen. Wir legen großen Wert auf die Schaffung einer Atmosphäre der vertrauensvollen Zusammenarbeit mit allen wichtigen Bezugspersonen. Bei regelmäßigen Zusammenkünften zwischen Bewohnern, ihren Eltern, Geschwistern und Freunden und den Betreuern werden

Konflikte angesprochen und gemeinsam Prioritäten für die nähere Zukunft aller Beteiligten formuliert.

Die Informationsvermittlung und die Diskussion über das der Soteria zugrundeliegende Krankheits- und Behandlungskonzept, prognostische Risiken und Chancen, rückfallprophylaktische Strategien etc. erfolgen einerseits informell bei jeder Gelegenheit (Telefonate, Besuche), andererseits in themenzentrierten, alle sechs Wochen stattfindenden Angehörigenabenden.

Unser wichtigstes Anliegen bei all unseren therapeutischen Bemühungen besteht darin, im Alltag immer wieder zu versuchen, der Individualität der einzelnen Menschen gerecht zu werden. Auch wenn Menschen mit demselben diagnostischen Etikett versehen werden, bedeutet dies nicht, daß sie alle gleich sind und dieselben Bedürfnisse haben. Für uns stellt sich konkret bei jedem einzelnen wieder neu die Aufgabe, genügend Zeit, Geduld und Toleranz aufzubringen, um jemanden kennenzulernen, damit wir ihm oder ihr die nötige Unterstützung anbieten können.

Der nachfolgende Bericht veranschaulicht auf diesem Hintergrund den Soteria-Alltag aus der Sicht einer ehemaligen Betreuerin.

Soteria-Tage

Heidi Kronenberg, eine ehemalige Betreuerin, berichtet.

Auf dem Weg in die Soteria lasse ich mir den letzten Dienst durch den Kopf gehen. Das war vor fünf Tagen, und es war ein außergewöhnlich ruhiger Dienst. Im weichen Zimmer war niemand, und den Bewohnern und Bewohnerinnen ging es eher gut. Anläßlich der Teamsitzung vom letzten Mittwoch war die Rede von einem jungen Mann, der eventuell einziehen könnte...

Ich habe immer etwas Persönliches bei mir. Meistens ist es ein Buch, und meistens lese ich dann nicht darin.

Um 08.00 Uhr komme ich in der Soteria an. Es ist ruhig im Hause, und es riecht nach Kaffee. Im Gang ist es unordentlich. Kleider, Kaffeetassen und Zeitungen liegen hier herum. Ein müde aussehender Betreuer bereitet das Frühstück und teilt mir mit, daß er die Nacht im weichen Zimmer verbracht habe. Vorgestern sei eine 21-jährige Frau aufgenommen worden. Bernadette sei eine junge Verkäuferin und erstmals psychotisch. Während wir so zusammen reden, erscheint Karl. Er ist ein Bewohner der Soteria in der dritten Behandlungsphase, der sich wieder nach außen orientiert. Seit zwei Wochen arbeitet er im Lager eines Warenhauses. Mein Kollege ist erstaunt, ihn hier zu sehen. »Was machst du denn hier um diese Zeit? Du solltest doch längst bei der Arbeit sein.« »Ich weiß noch nicht, ob ich heute arbeiten gehe. Gestern hatten wir wenig zu tun. Ich bleibe heute wahrscheinlich hier.« So sieht es Karl, nicht aber mein Kollege. Dieser setzt sich zu ihm hin und motiviert ihn, arbeiten zu gehen, indem er ihm erklärt, es sei nicht entscheidend, wieviel er gestern zu tun gehabt hätte, am Arbeitsplatz werde er erwartet. Wenn er aus irgend einem Grunde nicht gehen könne, müsse er anrufen und sich abmelden. (Für die Bewohner und Bewohnerinnen ist es oft schwierig, sich – nach einer Schonzeit in der Soteria – wieder in die harte Arbeitswelt einzuleben.) So geht Karl schließlich, sichtlich ungern, zur Arbeit.

Am Frühstückstisch informiert mich mein Kollege über die wichtigen Ereignisse der letzten Tage. Es sind zur Zeit sechs Personen da. Vier Frauen und zwei Männer. Doris, eine 25-jährige Frau, arbeitet seit zehn Tagen in einer Wiedereingliederungswerkstatt im Nähatelier. Es geht ihr dabei recht gut. Gerhard war bis vor sechs Wochen längere Zeit im weichen Zimmer. Nun geht es ihm besser. Bei ihm geht es zur Zeit noch darum, den ganz gewöhnlichen Alltag bewältigen zu lernen (sich kleiden, pflegen, im Haushalt mitarbeiten, einkaufen gehen, mal alleine mit den öffentlichen Verkehrsmittel fahren). Für die Betreuer und Betreuerinnen bedeutet das, ihn stetig auf all diese Sachen anzusprechen und ihn dabei zu unterstützen. Heute werde ich mit ihm kochen.

Regina, eine 29-jährige Coiffeuse, ist seit vier Monaten in der Soteria und arbeitet seit drei Wochen wieder voll. Ihr geht es sehr gut. Sobald sie eine geeignete Wohnmöglichkeit gefunden hat, kann sie die Soteria verlassen. Regina war nie im weichen Zimmer. Die Reizabschirmung, wie sie die meisten Bewohner und Bewohnerinnen der Soteria während der akuten psychotischen Phase benötigen, half ihr nicht. Bei ihr ging es um etwas anderes. Sie war hochgradig paranoid. Alles, was sie aus der Umgebung mitbekam, interpretierte sie für oder gegen sich. Wenn ich z.B. sagte, ich gehe jetzt einkaufen, interpretierte sie, sie solle jetzt weggehen. Oder wenn ein Bewohner das Radio anstellte, verstand sie, sie solle nicht mehr reden. Da sie sich verbal immer klar ausdrücken konnte und trotz ihrer Paranoia zu den Betreuern und Betreuerinnen Vertrauen aufbauen konnte, war es möglich, solche Mißverständnisse fortlaufend mit ihr zu klären. Es tut gut, sie jetzt zu sehen. Sie strahlt, wirkt lebendig, und vor allem fühlt sie sich wieder, wie sie selbst sagt, »entwirrt«. Sie ist inzwischen auch gewillt, eine Psychotherapie zu machen, in der sie langfristig ihre Geschichte aufarbeiten kann.

Lisa, eine Buchhändlerin, ist eine Bewohnerin, die schon längere Zeit bei uns ist. Sie verkriecht sich seit zwei Wochen in ihrem Zimmer. Sie mag keine Gesellschaft, sie mag nicht arbeiten, sie mag nicht spazierengehen, und sie spricht kaum. Im weichen Zimmer, wo sie vor einiger Zeit weilte, war sie ganz anders. Sie sprach viel, hatte mal Wutausbrüche, mal Lachanfälle. Ich bin ihre Bezugsperson. Morgen werden ihre Eltern zu einem Gespräch kommen.

Während mein Kollege erzählt, erscheint plötzlich Bernadette. Sie rennt zum Telefon. Hinter ihr die Kollegin, die heute ihren zweiten Arbeitstag hat. Bernadette will dringend ihre Eltern anrufen, denn sie will nach Hause gehen. Meine Kollegin will das Telefonat verhindern. Bernadette ist zu aufgewühlt. Es würde die Mutter verunsichern und zu sehr beunruhigen. Meine Kollegin bestimmt, sie solle wieder ins weiche Zimmer zurückkehren. Mit einigem Getobe geht sie dann zurück.

Mein Kollege verabschiedet sich. Ich klopfe an beim weichen Zimmer, um meine Kollegin Christine abzulösen. Bernadette protestiert heftig. Auf keinen Fall lasse sie diesen Wechsel zu. Christine solle bei ihr bleiben. Mich kenne sie nicht, ich gehöre nicht hierher. Wir verstehen Bernadettes Reaktion. So bleiben wir eine Weile gemeinsam im weichen Zimmer. Ich erkläre Bernadette, daß ich jetzt für zwei Tage da sein werde und daß wir beide nun etwas Zeit brauchen, um uns gegenseitig kennenzulernen. Bernadette sagt dann, sie gehe sowieso heute nach Hause. Sie wolle jetzt telefonieren, ihr Vater habe heute Geburtstag. Christine verspricht ihr, daß sie ihre Eltern heute mal anrufen könne. Nach Hause gehen könne sie nicht, dazu gehe es ihr noch zu wenig gut. Bernadette beginnt zu schreien. Sie droht, wir sollen sie sofort rauslassen, sonst schlage sie die Türe ein...

So fange ich Tage ungern an. Aber so fangen sie auch nicht immer an. Es gibt durchaus auch ruhige Morgen, so daß die Betreuer und Betreuerinnen genügend Zeit haben, sich gegenseitig zu informieren. Heute ist es anders. Das gehört zur Soteria. Hier leben Menschen in sehr schwierigen Lebenssituationen. Hier kann es nicht immer ruhig, geordnet und entspannt sein.

Später bringt Christine für Bernadette ein Frühstück. Gestern aß sie nichts und trank nur wenig. Christine sagt nur: »En Guete« und zu mir: »Geht es für Dich?« Ich mag meine Kollegin. Sie ist konzentriert und aufmerksam, und sie geht sorgfältig um mit den Bewohnern und Bewohnerinnen. Bernadette gibt zu verstehen, daß sie nichts essen werde. Essen sei schlecht, und Brot essen sei sehr schlecht. Sie bewegt sich in Richtung Fenster. »Die Nachbarn«, sagt sie, »die sollen endlich das Licht löschen.« »Ja, das finde ich auch. Es ist Tag«, sage ich. »Tag«, wie ich denn das meine: 'Tag'. Bernadette schaut mich fragend an. »'Tag', das meine ich so: Es ist 10.00 Uhr, Montag, die Sonne scheint, es braucht kein elektrisches Licht mehr. Auch ich finde, die könnten das Licht löschen. So meine ich das, ganz einfach.« Bernadette schaut mich nun sehr mißtrauisch an. So einfach ist das für sie nicht, und ich weiß: »Tag« ist nicht einfach »Tag« bei Menschen, die psychotisch sind. Tag, Nacht, Sonne, Nachbarn, Brot oder Geburtstage können eine ganz besondere, für uns oft schwer oder gar nicht nachvollziehbare Bedeutung bekommen. Für den Moment lasse ich es dabei bewenden. Wenn ich Bernadette besser kennen würde, könnte ich nachfragen, was denn für sie 'Tag' bedeute. Wir kennen uns erst seit zwei Stunden. Um tiefer auf Themen einzugehen, braucht es mehr Vertrauen in der Beziehung. Bernadette legt sich ins Bett. Sie zieht die Decke halb über den Kopf und murmelt vor sich hin: »Tag, Geburtstag, ich will nach Hause, und zwar am Tag, Vater hat Geburtstag. Und wenn die das Licht nicht löschen.«

Es wird still im weichen Zimmer. Wir schweigen, sie in ihrem Bett, ich auf dem anderen.

Dann klingelt das Telefon... Bernadette schreckt auf, rennt zur geschlossenen Tür. (Die Türe des weichen Zimmers halte ich meistens geschlossen, so ist für die Bewohner klar, wo sie in der akuten Phase hingehören.) Bernadette meint, es sei ihre Mutter, die sie holen kommen wolle. Es klopft an die Tür. Das Telefon ist für mich. Es ist Lisas Mutter, die wissen möchte, wie es ihrer Tochter geht. Sie mache sich Sorgen, weil sie so verschlossen sei. Diese Sorge kann ich gut verstehen. Ich sage der Mutter, es komme oft vor, daß Bewohner und Bewohnerinnen einige Zeit nach der akuten psychotischen Episode eher nachdenklich, ruhig und verschlossen seien. Ich kann mir vorstellen, daß Lisa nach einer dermaßen intensiven Zeit eine gewisse »innere Erholungszeit« brauche und sich deswegen von der Außenwelt etwas abschirmen müsse. Dies beruhigt die Mutter. Morgen sehen wir uns beim Familiengespräch. Ich verbinde sie dann mit ihrer Tochter.

Zurück im weichen Zimmer. Bernadette will jetzt ihre Eltern anrufen. Sie ist weniger aufgebracht als am Morgen. Meine Kollegin Christine ruft die Mutter an und teilt ihr mit, daß ihre Tochter nach Hause kommen möchte, daß wir das aber nicht unterstützen, weil sie sich noch nicht beruhigt habe. Danach spricht Bernadette mit der Mutter und versucht, sie zu überzeugen, daß sie sie holen solle. Vater habe Geburtstag. Vater hat heute nicht Geburtstag; die Mutter wird Bernadette morgen kurz besuchen kommen. Christine geht mit Bernadette wieder ins weiche Zimmer zurück.

Inzwischen ist es bald Mittag. Ich suche Gerhard im Hause, da wir ja vereinbart haben, zusammen zu kochen. Gerhard weiß bereits, was er kochen möchte. Er schreibt den Einkaufszettel und geht dann einkaufen. Das ist ein großer Fortschritt. Letzte Woche überforderte es ihn noch, einen Zettel zu schreiben und alleine einkaufen zu gehen.

'Nun mache ich eine kleine Pause', denke ich, als der verantwortliche Arzt der Soteria kommt und wissen möchte, wie es den Bewohnern und Bewohnerinnen übers Wochenende ging und was heute aktuell sei. Weil ich erst heute anfing, rufe ich Christine dafür. Bernadette erblickt den Arzt und erkennt ihn. Er will nachher kurz mit ihr reden, Bernadette aber will jetzt mit ihm reden.

Gerhard kommt zurück. Wir kochen. Lisa setzt sich zu uns in die Küche. Das freut mich, da sie sonst kaum spontan Kontakt aufnimmt. Mit der Zeit beginnt sie zu helfen.

Es ist selten so entspannt beim Kochen. Es kommt vor, daß die Kochverantwortlichen nicht da sind oder immer wieder weglaufen. Bewohner und Bewohnerinnen in der zweiten Phase haben in der Regel eine schwierige Zeit. Meistens geht es ihnen noch nicht sehr gut, und gleichzeitig werden sie bereits gefordert. Sie werden gefordert, für sich und teilweise für die Umgebung etwas zu tun, also mitverantwortlich zu sein. Bewohner und Bewohnerinnen in dieser Phase zu motivieren, ist oft eine mühsame Aufgabe für uns. Mir kommt es vor, als ob sie noch nicht ganz entschieden seien zu »leben«, das heißt, sich für ihr Leben einzusetzen. Oft ist ihre Zukunftsperspektive noch nicht klar. Das macht natürlich alles schwieriger. Dennoch, es scheint mir unumgänglich, daß sie in dieser Zeit lernen, den Alltag zu bewältigen, um später höheren Anforderungen gerecht zu werden.

Nach dem Essen setzen sich Lisa und ich in ein ruhiges Zimmer im ersten Stock des Hauses, um ausführlich miteinander zu reden. Lisa beginnt erst etwas zögernd, dann aber zunehmend offener darüber zu sprechen, daß es sie sehr beschäftige, wie sie mit ihrer ganzen Krise umgehen solle, wenn sie wieder arbeiten gehe. Der Chef weiß Bescheid. Ihn hatten die Eltern informiert, was Lisa recht ist. Aber ihre Kollegen und Kolleginnen ... soll sie ihnen von ihren ungeheuren Erfahrungen erzählen? Wie würden sie es auffassen? Und wenn sie es nicht erzählen will, was soll sie denn sagen, wo sie war? Dies sind keine einfachen Fragen. So erarbeiten wir im Gespräch, was für sie die bestmögliche Vorgehensweise sein könnte. Lisa denkt, allen wolle sie es auf keinen Fall sagen. Zu einer Frau jedoch hatte sie immer einen guten Kontakt. Sie sei etwas älter als Lisa. Ihr möchte sie etwas von ihren Erfahrungen mitteilen. Sie denkt, es könnte ihr helfen, einer Person zu vertrauen, die ihr vielleicht am Anfang beim Einstieg etwas helfen könnte. Diese Entscheidung reicht für heute. Wie sie mit den anderen im Geschäft umgehen will, werden wir nächste Woche besprechen. Lisa will in den nächsten Tagen diese Frau anrufen, um sie vor Arbeitsbeginn mal zu treffen. Das macht ihr zwar auch noch Angst, aber sie ist froh, sich schon mal für einen konkreten Schritt entschieden zu haben.

Am Abend weile ich im Wohnzimmer, zusammen mit Regina und Doris. Doris ist traurig. Sie fühlt sich einsam. Ihre Freundin melde sich seit einiger Zeit nicht mehr. Als sie im weichen Zimmer war, kam sie noch einmal zu Besuch. Die Freundin sei damals wohl erschrocken ob ihres Zustandes. Nun habe sie seit Wochen nichts mehr von ihr gehört. In ihrer spontanen Art berät Regina sie. Sie solle nicht warten und dabei frustriert sein. »Ruf sie doch an und sag ihr, daß es dir wieder gut geht. Die wird sich freuen.« Doris kann nicht so schnell handeln. »Vielleicht morgen....«

Die Nacht verläuft ruhig. Bernadette schläft sechs Stunden. Christine verbringt die Nacht im weichen Zimmer mit ihr.

Jeden Morgen gibt es einen Personalwechsel. Ein weiterer Kollege ist bereits da. Bernadette kennt ihn vom ersten Tag her. So ist er noch ziemlich auf dem laufenden. Das ist gut. Wechsel sind immer schwierig für Menschen in einer akuten psychotischen Phase.

Den zweiten Tag meines Dienstes verbringe ich vorwiegend im weichen Zimmer. Bernadette geht es nicht gut. Sie steht wieder am Fenster. Das Licht der Nachbarn beschäftigt sie erneut. (Wochen später erklärt sie mir, daß sie damals sich selbst als »den Tag« erlebte....sie war »Licht«.) Heute kann sie aber noch nicht darüber reden. Sie blickt zu mir. Sie scheint »weit weg« zu sein und redet verworren, so daß ich nicht nachvollziehen kann, was sie sagt. Anfänglich frage ich nach, wie sie dieses oder jenes meine. Meine Fragen scheinen sie noch mehr zu verwirren. So schweige ich, bleibe aber in ihrer Nähe. Ob ich ihre Schwester sei, will sie etwas später wissen. Und wo ich denn arbeite. Sie kann offensichtlich nicht verstehen, daß ich hier in der Soteria arbeite. Ich erkläre es ihr im Laufe des Tages wieder und wieder.

Wie vereinbart kommt heute ihre Mutter zu Besuch. Bernadette schaut die Mutter mißtrauisch an. Warum sie ihr Kleider bringe, will sie wissen. Die brauche sie nicht, sie werde mit ihr nach Hause kommen. Sie bleibe nicht mehr hier. Die Nachbarn würden das Licht nie löschen, und sie müsse zu Vater, der in Gefahr sei...Die Mutter bleibt nur kurze Zeit. Bernadette will sie zurückhalten. Für die Mutter ist es sehr schwierig mitanzusehen, wie ihre Tochter verändert ist. Während mein Kollege einige Zeit noch mit ihr spricht, schreit Bernadette. Ihr ist klar, daß die Mutter ihr die Kleider brachte, um ihr beizubringen, daß sie nicht mehr nach Hause kommen dürfe. Bernadette hört nicht auf mich, wenn ich ihr sage, daß sie, sobald es ihr wieder gut gehe, nach Hause zurückkehren könne. Ich bleibe bei ihr und höre ihr zu.

Lisa wird das nächste Wochenende nach Hause zu ihren Eltern gehen. Sie möchte bald einmal wieder arbeiten. Wir werden mit dem Arbeitgeber Kontakt aufnehmen. Der Buchhändler soll verständnisvoll sein. Die Eltern von Lisa kenne ich gut von der Angehörigengruppe, die ich zur Zeit mitleite. Ihnen hilft es, andere Eltern zu treffen, die in einer vergleichbaren Situation sind.

Es ist 18.25 Uhr. Karl sollte kochen, ist aber noch nicht da. Ich schaue mich in der Küche um. Vor Ladenschluß (in 5 Minuten) muß noch eingekauft werden. Soll ich jetzt auf Karl warten oder soll ich einkaufen gehen? Ich gehe einkaufen, nicht zuletzt deshalb, weil ich selber etwas essen will. Und da Karl auch um 19.00 Uhr noch nicht da ist, stellt sich die Frage, ob jemand anderes kochen soll. Lisa ist bereit einzuspringen. Karl muß dann morgen für sie kochen. Lisa und ich versuchen, die anderen Bewohner und Bewohnerinnen davon abzuhalten, dauernd, während wir für sie kochen, Joghurt und Brot zu essen. Vieles läuft hier in der Soteria ähnlich ab wie in ganz gewöhnlichen Haushalten, denke ich.

Am Tisch wird heute wenig gesprochen. Regina fehlt. Sie ist im Ausgang.

Gegen 22.00 Uhr fülle ich die »Belastungs-Befindlichkeitsbögen« für die Forschung aus. Lisa ertrug das Familiengespräch gut, Doris arbeitet gerne und gut in der Werkstatt, Gerhard kauft ohne Probleme ein. Bernadette ist mit oder ohne äußere Anforderungen stark psychotisch (wahnhaft), und Karl ist nicht da...

Bernadette ist wieder ruhiger. Mein Kollege und ich setzen uns für einen kurzen Moment zusammen, um etwas zu trinken. Heute war wenig Zeit für einen gegenseitigen Austausch unserer Eindrücke. Karl erscheint. Er sieht schlecht aus. Mein Kollege kümmert sich um ihn.

Die Nacht mit Bernadette im weichen Zimmer verläuft gut. Sie schläft erstaunlicherweise von ca. 23.00 bis 06.00 Uhr.

Gegen 09.00 Uhr packe ich meine Sachen. Gelesen habe ich nichts. Es waren »gefüllte« 48 Stunden. Auf dem Heimweg denke ich darüber nach, wie mich die intensiven Erlebnisse der Menschen in psychotischen Phasen immer wieder beeindrucken. Für Bernadette sind Brot und Salat »Leben«, wie sie mir sagte. Deshalb kann sie nicht verstehen, daß wir Brot und Salat einfach zerschneiden. »Leben zerschneidet ihr«, sagte sie....

In der Soteria geht es um die existentiellen Fragen wie Leben, Tod, Geburt, Sinn, Wahrheit. Es sind die Themen der Philosophien und der Religionen, verbunden mit viel Schmerz und Angst.

Nach 48 Stunden bin ich dennoch froh, daß »Brot« auch einfach wieder Brot sein kann. Bevor ich nach Hause gehe, trinke ich im Café einen Kaffee und lese die Zeitung. In dieser Welt da draußen geht es anscheinend um dieselben Themen. Auch hier Leben, Tod, Brot und Salat. Nur geben sich die draußen selbstsicherer.

Der Kaffee und das Brötchen schmecken mir.

Von wem und wie wurde die Soteria genutzt?

Eine Übersicht und sechs Beispiele
Zusammengestellt von Elisabeth Aebi und Thomas Derungs

In den acht Jahren des Bestehens der Soteria, von Mai 1984 bis Mai 1992, wurden 101 psychotische Menschen in unserer therapeutischen Wohngemeinschaft über kürzere oder längere Zeit einmal oder mehrmals aufgenommen. Sie kamen in erster Linie auf Druck der Angehörigen, Arbeitgeber, Ärzte oder des Notfalldienstes zu uns und von sich aus, wenn sie uns schon kannten. Sie erfüllten alle mehr oder weniger unsere *Aufnahmekriterien*:

Nicht länger als ein Jahr zurückliegender Beginn der psychiatrischen Erkrankung, akute schizophrene Psychose im letzten Monat (Vorliegen von mindestens zwei der sechs Symptome Wahn, Halluzinationen, Denkstörungen, Katatonie, schizophrene Affektstörung, schwere soziale Verhaltensstörung), Alter 17 - 35 Jahre, keine Drogen- oder Alkoholabhängigkeit, keine Zeichen einer psychoorganischen Störung, Einverständnis mit der Behandlung.

Mehr oder weniger sagen wir deshalb, weil sich manchmal erst später herausstellte, daß der Beginn der Erkrankung doch weiter als ein Jahr zurücklag, daß mit Haschisch oder Marihuana recht großzügig umgegangen wurde und das »Einverständnis mit der Behandlung« doch zumindest zeitweilig bei den meisten nicht sehr offenkundig war. Zudem nehmen wir in der Regel alle wieder auf, die einmal in der Soteria waren; wir haben also schon längst nicht mehr nur Ersterkrankte, und bei einigen liegt der Beginn der Erkrankung mittlerweile einige Jahre zurück. Etwas pointiert könnte man auch sagen: Wir haben grundsätzlich alle schizophren Erkrankten bis zum 35. Altersjahr genommen, wenn sie einer stationären Behandlung bedurften und uns nicht gerade wieder davonliefen. Es waren Menschen unterschiedlichster Persönlichkeit, unterschiedlichster Herkunft und mit ganz unterschiedlichen Lebenserfahrungen. Das einzige, was sie verband, war die Tatsache, daß sie alle vor kürzerer Zeit einen mehr oder weniger akuten psychotischen Einbruch erlitten hatten.

Es gibt allerdings eine Ausnahme insofern, als wir keine gesetzlich verfügten Zwangsbehandlungen durchführen. Sie relativiert sich aber durch die Beobachtung, daß Menschen eher bereit sind, »freiwillig« in eine therapeutische Wohngemeinschaft einzutreten, als sich in eine Klinik einweisen zu lassen, oder daß sich Patienten, nach einer gesetzlich verfügten Zwangseinweisung in die Klinik, bei uns »freiwillig« weiterbehandeln lassen.

So betrachtet finden sich unter den Soteria-Bewohnern und -Bewohnerinnen prinzipiell alle Arten psychotischer Erkrankungen des schizophrenen Formenkreises mit ihren entsprechenden Manifestationen. (Für die Forschungsstudie, die im Anhang referiert ist, wurden 22 Fälle herausgegriffen, die allen Aufnahmekriterien genau entsprachen.)

Bis jetzt (30.4.92) waren 101 Personen im Alter von 17 bis 39 Jahren (durchschnittlich 25 Jahre) ein- oder mehrmals in der Soteria: 46 Männer und 55 Frauen. 91 Personen sind ledig, 5 verheiratet und 5 geschieden oder getrennt. Die erfaßten 101 Personen unterscheiden sich in ihrem Ausbildungsstand zum Teil stark: 47 ohne Ausbildung bzw. mit abgebrochener Berufslehre, 39 mit einer abgeschlossenen Berufslehre, 9 in Ausbildung an einer Berufsschule und 6 mit einem begonnenen Universitätsstudium.

Auffallend sind die großen Unterschiede in Häufigkeit und Dauer der Aufenthalte. Die Häufigkeit variiert von einem einmaligen Aufenthalt bei 77 Personen über zweimal bei 16 Personen, dreimal bei 6 Personen, vier-, fünf- und sechsmal bei je einer Person bis zu zwölfmal bei einer Frau.

Die Dauer der Aufenthalte variiert beträchtlich von einem Tag bis zu 763 Tagen, mit einem Median (=Zentralwert) von 61 Tagen (d.h. die eine Hälfte der Leute verbrachte mehr, die andere Hälfte weniger als 61 Tage in der Soteria).

Diese unterschiedliche Verweildauer läßt erahnen, daß ein Aufenthalt in der Soteria auch Unterschiedliches bedeuten kann. Um einen Überblick geben zu können, haben wir versucht, die verschiedenen Aufenthalte zu typisieren, wobei uns interessierte, in welcher Art die Soteria genutzt wurde und ob der Aufenthalt erfolgreich war oder nicht. Die Einteilung orientiert sich inhaltlich am Konzept der Begleitung und sozialen Unterstützung und formal an den Krankenkassenleistungen, die für einen Aufenthalt bis zu 180 Tagen einen Beitrag für Akutbehandlung und vom 181.Tag an nur noch den niedrigeren Chronikertarif entrichten.

Als erfolgreich gilt ein Aufenthalt dann, wenn der betreffende Mensch danach (d.h. beim Verlassen der Soteria) in der Lage ist, sein gewohntes Leben ohne psychotische Erlebnisse oder Ausdrucksweisen wieder aufzunehmen. Als nicht erfolgreich gilt ein Aufenthalt erstens, wenn es nicht gelingt, eine positive, tragfähige Beziehung aufzubauen und der Aufenthalt deshalb vorzeitig abgebrochen wird, und zweitens, wenn das Angebot der Soteria über lange Zeit genutzt wird und trotzdem keine Stabilisierung eintritt, die ein selbständiges Leben »draußen« ermöglicht; in der Regel erfolgt dann eine Verlegung in eine andere stationäre Einrichtung.

Diese Zuordnungskriterien ergeben drei verschiedene Aufenthaltstypen, auf die sich die 101 Personen oder 154 Eintritte (26 Personen kamen mehrmals) folgendermaßen verteilen:

- Begleitung durch die akute Psychose bis zu 180 Tagen
  Das bedeutet, daß jemand einmal oder mehrmals in einer akut psychotischen Episode eintritt, sich innerhalb von 180 Tagen wieder erholt und in seinen gewohnten Alltag zurückkehrt: 53 mal erfolgreich und 44 mal nicht erfolgreich (darunter sind zwei Suizide, der eine auf dem Rückweg aus dem Wochenendurlaub, der andere auf dem Arbeitsweg).
- Begleitung durch die akute Psychose länger als 180 Tage
  Das bedeutet, daß jemand akut psychotisch eintritt und nach einem

Abklingen der akuten Phase länger als 180 Tage braucht, um entweder den Schritt in den gewohnten Alltag zu wagen oder sich in eine neue berufliche oder soziale Lebenssituation zu begeben: 15 mal erfolgreich und 5 mal nicht erfolgreich.

- Soziale Unterstützung nach einer akuten Psychose

  Das bedeutet, daß jemand nach einer akut psychotischen Episode, die zu Hause, in einer Klinik oder bei uns behandelt wurde, die Soteria benutzt als Übergang für den Schritt in den gewohnten Alltag oder für eine Neuorientierung im Arbeits- oder Wohnbereich: 30 mal erfolgreich und 1 mal nicht erfolgreich (bei einer durchschnittlichen Aufenthaltsdauer von drei Monaten).

Nach dieser Bewertung (aus Betreuersicht) verlief der Aufenthalt in 98 Fällen oder 66% erfolgreich und in 50 Fällen oder 34% nicht erfolgreich, das heißt, der Aufenthalt mußte abgebrochen oder die Behandlung in einer anderen stationären Einrichtung weitergeführt werden. 6 Personen befinden sich zum Zeitpunkt der Erhebung (30.4.92) noch in der Soteria.

Bei der Begleitung durch die akute Psychose innerhalb von 180 Tagen gibt es nur wenig mehr erfolgreiche als nicht erfolgreiche Ausgänge. Hingegen sind die Aufenthalte, die mehr Zeit (mehr als 180 Tage) beanspruchen, eher erfolgreich. Ganz deutlich aber zeigt sich, daß die therapeutische Begleitung im Sinne einer sozialen Unterstützung nach einer akuten Psychose mit einer Ausnahme alle erfolgreich verlaufen sind.

Die Zahlen weisen darauf hin, daß vorwiegend die Menschen, denen das Spezifische am therapeutischen Angebot der Soteria zusagt, namentlich sich genügend Zeit nehmen, die Auseinandersetzung mit Gleichaltrigen und die Bewältigung alltäglicher Aufgaben (einkaufen, kochen, waschen, Bewerbungen schreiben, Besuche auf Ämtern, Budget planen, etc.), von eben diesem Angebot profitieren. Dieses Ergebnis scheint uns sehr plausibel zu sein, wenn man sich das therapeutische Anliegen nochmals vergegenwärtigt: Die Soteria soll ein Ort sein, an dem sich ein Mensch Zeit lassen kann, eine psychotische Episode mit der Unterstützung durch eigens dafür ausgewählte Betreuer und Betreuerinnen zu durchleben, um danach im Übungsfeld einer Gleichaltrigengruppe mit lebenspraktischen Anforderungen einen wichtigen Entwicklungsschritt zur persönlichen Selbständigkeit zu machen.

Zur besseren Veranschaulichung dieser Übersicht wollen wir die drei Aufenthaltstypen anhand beispielhafter, kommentierter Geschichten beschreiben. Es sollen sowohl erfolgreiche wie auch nicht erfolgreiche Verläufe geschildert werden. (Die Erzählungen in der Ich-Form stammen von Thomas DERUNGS.)

Beispiel einer erfolgreichen Begleitung durch die akute Psychose (in 52 Tagen)

O. wird von seiner Schwester zu uns gebracht. Er ist von Schuldgefühlen geplagt, die sich auf seine ganze Vergangenheit beziehen. Ängstlich und sehr gespannt begegnet er uns. Er ist knapp 20 Jahre alt, steht in einer Ausbildung zum Schreiner. Seitdem er Kontakt mit einer religiösen Sekte hat, beschäftigt er sich mit Fragen der Schuld. Man habe versucht, ihm sein »unnatürliches Lachen auszubeten« und den Teufel auszutreiben. Die Sektenmitglieder hätten seinen Zustand als »den eines Erleuchteten« und seine unverständlichen Mitteilungen als »Zungenreden« im biblischen Sinne bezeichnet. Vor einer Woche ist O. wie hypnotisiert in seinem Bett geblieben und nicht mehr zur Arbeit gegangen. Weil die Angehörigen ihn nicht mehr verstehen konnten und ihnen der Zustand von O. Angst machte, brachten sie ihn zu einem Arzt, der O. in die Soteria einwies.

In der Soteria dauert seine Verunsicherung anfänglich noch an (er wähnt sich im Sarg vernagelt, erkennt in den Betreuern Verstorbene, die nun wieder auferstanden sind), faßt aber im weichen Zimmer zunehmend Vertrauen zu uns. Die Ruhe im weichen Zimmer tut ihm gut. Die Gespräche drehen sich um seine religiösen Erlebnisse, seine Suche nach einem Lebensweg und seine berufliche Zukunft. Innerhalb weniger Tage tritt eine Entspannung ein, die aber auch bei nur kurzzeitigem Verlassen der Soteria sofort gefährdet ist. Nach einem Monat fühlt sich O. dann so sicher, daß er aus dem weichen Zimmer ausziehen kann. Er geht über Weihnachten nach Hause, kommt danach zurück in die Soteria, nimmt von hier aus seine Arbeit wieder auf, konfrontiert sich mit seiner religiösen Sekte (die er dann letztlich verläßt) und tritt nach knapp zwei Monaten erholt aus der Soteria aus. O. arbeitet heute – sechs Jahre nach seinem Aufenthalt in der Soteria – als gelernter Schreiner, ist verheiratet und hat ein Kind.

Diese Geschichte ist ein Beispiel für eine schwere psychotische Adoleszentenkrise, die der sensible junge Mann weder selbst noch mit Hilfe seiner beunruhigten Angehörigen überwinden konnte. Auf der Suche nach einer eigenständigen Identität gerät er unter den Einfluß einer extremen Sekte, die ihn mit Teufelsaustreibungen noch mehr verwirrt. In der Soteria erhält er durch eine ruhige, klärende Unterstützung wieder Boden unter den Füßen. Obwohl bei Eintritt in die Soteria eine deutlich psychotische Symptomatik besteht, brauchen Medikamente nicht eingesetzt zu werden. O. darf so sein, wie er ist. Eine Halt gebende Begleitung wirkt in diesem Setting entspannend. Zuerst bringt das Verlassen des persönlich gestalteten Raumes, das heißt die Konfrontation mit Neuem und Fremdem, der äußeren Realität, noch Verwirrung, die aber durch das behutsame, schrittweise Vorwärtsgehen bald verschwindet. Die psychotische Episode bleibt als schwere Krise in Erinnerung. Es entsteht keine Stigmatisierung, die ein Aufenthalt in einer psychiatrischen Klinik immer noch mit sich bringt.

Beispiel einer nicht erfolgreichen Begleitung durch die akute Psychose (Abbruch nach 9 Tagen)

M. ist seit neun Tagen bei uns im weichen Zimmer. Sein Vater hat ihn gebracht. M. lebt sehr streng, ist Mitglied der Adventisten und Vegetarier. Seine Gedanken kreisen unablässig um religiöse Dinge, um Recht und Unrecht. Er wirkt im Gespräch sehr zwanghaft und intolerant anderen Meinungen gegenüber. Er fühlt sich von einer

Maschine manipuliert, von fremden Gedanken geführt. Uns allen gegenüber ist er sehr arrogant, wird oft wütend und wirft mit allem, was ihm in die Finger kommt, um sich. Seine Mutter schickt ihm vegetarische Büchsenkost, die wir ihm zubereiten sollen. Ihr gefällt die Soteria überhaupt nicht: es sei zu dreckig bei uns. Wir ernährten uns falsch und hätten nicht die richtige Gesinnung. Nach einem gemeinsamen Gespräch nimmt sie ihren Sohn mit nach Hause.

M. steht für die Bewohner und Bewohnerinnen, die sich bei uns nicht einlassen konnten, weil einem Elternteil oder auch beiden die Soteria gar nicht zusagte. Von den Angehörigen kommt oft ein großer Druck nach Veränderung. Sie fühlen sich überfordert und erwarten, daß endlich etwas gemacht wird. Eine Klinik erweckt die Illusion, es könne behandelt und geheilt werden. Soteria mit einer Begleitung, die Zeit braucht, damit sich etwas entwickeln kann, verstärkt oft die Ängste der Angehörigen, es werde ja nichts gemacht, und alles bleibe beim alten.

M. wurde später in eine Klinik eingewiesen.

Beispiel mehrmaliger erfolgreicher Begleitung durch die akute Psychose (in 222, in 171 und in 85 Tagen)

Als ich R. zum ersten Mal sehe, sitzt er verloren und stumm im weichen Zimmer. Er spricht nicht. Er bewegt sich kaum oder dann ganz unvermittelt: Plötzlich rennt er auf die Tür zu und will das weiche Zimmer verlassen. Mehrmals halten wir ihn mit Gewalt zurück. Einige Male gelingt es ihm aber, das weiche Zimmer und auch die Soteria zu verlassen. Er versteckt sich dann jeweils irgendwo. Einmal müssen wir ihn aus dem Keller des Nachbarhauses zurückholen. (Später stellt sich dann heraus, daß er floh, weil er Angst hatte, umgebracht zu werden. Irgendwo lauerte immer ein Verfolger.) Eine andere Form der Bewegung ist ein ganz steifes, verkrampftes Sich-um-sich-selbst-drehen. Dabei sind alle Muskeln angespannt, er atmet stoßweise, seine Arme sind angewinkelt. Plötzlich fällt er dann ganz erschöpft in sich zusammen und zu Boden. (Später, als er wieder sprechen kann, erklärt er uns, was diese Bewegung sollte: Im weichen Zimmer lag damals noch ein gemusterter Teppich mit einem blauen Kreis in der Mitte. R. meinte, dies sei das lebenspendende Wasser. Wenn er dieses Wasser erreichen könnte, so würde er überleben.)

Halluzinationen plagen ihn. R. kann sich lange für nichts entscheiden, nicht zwischen zwei Möglichkeiten wählen. So setzen wir ihm beim Essen in der Regel nur eine Speise vor. Selbst dann hat er Mühe, so daß wir ihm das Essen oft eingeben müssen. Wir tragen R. oft ins Bad und in die Toilette. Sämtliche Bewegungen bleiben im Ansatz stecken. Er schafft es nicht mehr, über eine Schwelle zu treten oder zu Tisch zu gehen. Ein Gespräch mit ihm ist nicht möglich. Er läßt sich wie eine Kleinkind pflegen. Nach geraumer Zeit beginnt R., Anteil zu nehmen am übrigen Geschehen im Haus. Es verunsichert ihn aber noch sehr. Die Renovierungsarbeiten am Hause machen ihm Angst, und er versucht mehrmals, die anderen mit Gewalt davon abzubringen. Mit der Zeit, nach ca. drei Monaten, und mit zunehmendem Vertrauen zu uns, legt er dann auch selbst Hand an im Haus und im Garten, allerdings mit etwas eigenwilligen Ideen. So pflanzt er zum Beispiel einmal die bereits gesetzten Salatsetzlinge schön verteilt in den Rasen um.

R. hat immer noch große Mühe mit dem Sprechen und ist körperlich noch sehr steif. Beim Essen erzählt einmal jemand etwas Lustiges, alle lachen; R. lacht halb mit und schlägt dazu mit der Hand auf den Tisch. Dabei trifft er auf einen Teller und zieht sich sehr tiefe Schnittwunden zu. Er ruft sofort nach einer Ambulanz. Ein Betreuer begleitet ihn zum Spital, wo die verschiedenen Wunden genäht werden. R. kümmert sich jetzt um seine Hand. Über die Pflege der Hand kommen wir zusehends mit R. ins Gespräch. Das ist der Beginn einer deutlichen Besserung. R. kehrt nach einem Aufenthalt von gut sieben Monaten (wovon er drei im weichen Zimmer verbrachte) in seine eigene Wohnung und Arbeitsstelle zurück.

Nach einem Jahr ist R. wieder psychotisch und kommt in die Soteria ins weiche Zimmer. Er ist diesmal ganz anders: Er ist nicht mehr stumm und steif, sondern redet ununterbrochen, zum Teil völlig wirr, dann wieder nachvollziehbar, über Probleme mit Familie, Frauen und Sexualität. Seine Angst ist spürbar, drückt sich in Weinen und Verzweiflung aus. R. bleibt ca. einen Monat im weichen Zimmer, nimmt zehn Tage später von der Soteria aus seine Arbeit wieder auf und verläßt die Gemeinschaft nach knapp einem halben Jahr.

Nach gut zwei Jahren kommt R. ein drittes Mal. Er steht eines Morgens in der Küche, hoch psychotisch. Wir nehmen ihn auf, obwohl das weiche Zimmer besetzt ist. Sein Zustand ist ähnlich wie beim zweiten Mal. Er ist sehr unruhig, spricht pausenlos und ist nur mit Mühe im Haus zu halten. Vor allem nachts rennt er im ganzen Haus rum. Wir geben ihm Medikamente in der Hoffnung, ihn und uns damit etwas zu beruhigen. Die medikamentöse Behandlung bringt nicht viel. Eine Besserung tritt erst ein, als seine Freundin zu ihm in die Soteria einzieht und den größten Teil der Woche mit ihm hier verbringt. Nach drei Monaten können beide wieder in ihre eigene Wohnung ziehen.

Seit drei Jahren nun lebt R. mit seiner Freundin zusammen, arbeitet zu 50% und geht regelmäßig in eine Psychotherapie.

R. ist einer der Bewohner, die am längsten im weichen Zimmer waren. Er konnte die 1:1-Betreuung vollumfänglich nutzen, der »ideale« Soteria-Bewohner. Durch die intensive erste Zeit entwickelte sich eine gute Beziehung zu eigentlich allen Betreuern und Betreuerinnen. Beim zweiten Aufenthalt (bei dem er noch dasselbe Team antraf) vertiefte sich diese Beziehung noch, so daß wir es beim dritten Aufenthalt auch wagen konnten, ihn ohne weiches Zimmer zu behalten. Wir kannten ihn, er kannte uns. Obwohl R. jeweils hoch psychotisch und sehr aufwendig in der Betreuung war, gelang es, seine Krisen mit kürzeren Aufenthalten aufzufangen.

Zwei Beispiele nicht erfolgreicher Begleitung durch die akute Psychose (636 und 447 Tage)

H., eine junge Frau, verbrachte im Anschluß an eine psychotische Phase fast zwei Jahre und N., ein junger Mann, mehr als ein Jahr in der Soteria. Bei beiden bestand eine schwierige Ablösungsproblematik von den Eltern. Beide hatten ihre Lehre abgebrochen. Der psychotische Einbruch äußerte sich bei beiden dramatisch, wodurch sich der Konflikt mit den Eltern noch zuspitzte. Für beide bedeutete die Soteria erst einmal ein neues, toleranteres Zuhause mit einem größeren Bewegungsspielraum. Den Konflikt mit den Eltern übernahmen die Betreuer und Betreuerinnen quasi stellvertretend: Sie wurden beschuldigt, zu wenig Kontrolle auszuüben. Sowohl H. wie N. brauchten viel Zeit und Zuwendung, erholten sich aber in der Soteria soweit, daß sie ihre Ausbildung wieder aufnehmen konnten. Dann erfolgte ein neuer psychotischer Einbruch, bei dem sich die Ablösungsproblematik in der Soteria wiederholte. Dies war umso schwieriger, als die ganze Arbeit vorher Anlaß zu großen Hoffnungen und Erwartungen gegeben hatte. Ein »Rückfall« nach so langer Zeit in der Soteria, bzw. wieder von vorne beginnen zu müssen, verbreitete Entmutigung auf beiden Seiten. In beiden Fällen wurde die Behandlung im gegenseitigen Einverständnis in Langzeiteinrichtungen einer Klinik mit klarer Tagesstruktur weitergeführt, im einen Fall in einer Wohngruppe, im anderen in einer verhaltenstherapeutisch orientierten Abteilung.

Die Betreuer und Betreuerinnen der Soteria erlebten diesen Schritt als Niederlage. Dazu könnte man einwenden, daß die Zeit der vielen Auseinandersetzungen in der Soteria für die beiden Menschen notwendig war, damit sie den Schritt ins Erwachsenenleben überhaupt wagen konnten. H. lebt heute, nach fast acht Jahren, gemeinsam mit ihrem Freund in einer eigenen Wohnung und arbeitet teilzeitig, N. lebt nun, nach drei Jahren, in einer Wohngemeinschaft mit Gleichaltrigen und hat eine Arbeitsstelle, an der es ihm zum ersten Mal in seinem Leben auch gefällt.

Beispiel für erfolgreiche soziale Unterstützung nach einer akuten Psychose (25 Tage)

Diese Geschichte soll anhand zweier Briefe illustriert werden:

Die Mutter:
»Durch eine Verwandte habe ich von Ihrem milieutherapeutischen Behandlungskonzept für junge Schizophrene »Soteria Bern« gehört und den Erfahrungsbericht gelesen. Wir sind in großer Not, da unser Sohn psychisch krank wurde: Psychotische Episode heißt die Diagnose. Er suchte einen Arzt auf, der ihn medikamentös behandelte. Nach einer Semap-Depot-Spritze brachte ihn die Freundin in die Psychiatrische Klinik, weil er psychotisch war. Die Behandlung war, wie wohl üblich, mit Haldol/Akineton, bis die Nebenwirkungen so stark waren, daß beides abgesetzt wurde.

Er kam nach Hause, weil er die Wohnung aufgeben mußte und sich nicht alleine durchkämpfen konnte. Von seinem Psychotherapeuten wurde er wieder medikamentös behandelt – mit sehr starken Nebenwirkungen. Er klagte immer über Müdigkeit. Seit Ende Mai ist er nun auf einer anderen psychiatrischen Abteilung. Seine Müdigkeit ist nicht besser geworden, sie wird dort wieder mit Medikamenten, Orap/Akineton, behandelt und einem Gespräch in der Woche. Das Milieu ist aus meiner Sicht nicht optimal: Viele Patienten und ein recht distanziertes Verhältnis zu Pflegepersonal und Arzt. Nach der Meinung unseres Sohnes bringt ihn die Behandlung nicht weiter. Nach vielen Überlegungen sind mein Mann und ich zu der Überzeugung gekommen, daß eine so intime und liebevolle Betreuung, wie sie in Ihrem Bericht geschildert wurde, das Richtige und Heilsame für unseren Sohn wäre.

Bitte helfen Sie uns! Unser Sohn hat nach seiner und auch unserer Meinung zu viele Medikamente bekommen. Alle haben teilweise sehr starke Nebenwirkungen hervorgerufen. Er selbst möchte möglichst ganz davon wegkommen und auch seine Lethargie überwinden; es gelingt ihm aber mit dieser Behandlung nicht. Helfen Sie uns bitte, und schreiben Sie bald!...«

Der Sohn:
»Liebe Freunde! (Eigentlich stimmt »Freunde« gar nicht, hab Euch ja »nur« als Betreuer erlebt, aber von meinem Gefühl her stimmt's eben doch.)

Endlich ist wieder Zeit, Briefe zu schreiben. Die letzten Monate waren eine gute Zeit, aber sehr stressig; ich war wenig bei mir selbst, hatte wenig Zeit für mich und viele Dinge, die mir wichtig und lieb sind. Es war aber deshalb eine gute Zeit, weil es mir wohlgetan hat, so richtig mit all meinen Kräften und Sinnen gefordert zu sein. Habe in der Zeit mein zweites Praktikum gemacht...

An die Zeit bei Euch erinnere ich mich, obwohl sie noch zum Leidensjahr gehört, immer noch gerne, habe ein gutes Gefühl dabei. Der Monat bei Euch war sehr wichtig, auch wenn ich nicht so genau fassen kann, was es denn war, obwohl mir viel dazu einfällt. Ein Punkt war wohl, daß ich in der Soteria einfach Mensch sein durfte, nicht mehr, wie in den Kliniken vorher, das Kranksein im Vordergrund stand, sondern ich als Mensch und gerade die Teile von mir, die nicht verletzt waren. Auch einfach dasein, ausruhen, »take a rest«. Und das dürft Ihr ruhig als Kompliment auffassen, denn diese Stimmung lag größtenteils an Euch Menschen, ob Betreuer oder Ärzte!«

Die beiden Briefe stehen für die Geschichte von G., der einen Monat bei uns verweilte, um sich von der Klinik zu erholen. Zu Beginn stand oder saß er steif herum und benahm sich wie ein eigentlicher Patient. Zusehends lebte er aber auf und wurde durch das Leben in der Gleichaltrigengruppe ein echter Mitbewohner, der sich bald besann, sein eigenes Leben draußen wieder aufzunehmen.

Diese Geschichten stellen einen Ausschnitt aus dem Innenleben von Soteria dar. Mit dem nachfolgenden Interview-Kapitel, in dem die in und um die Soteria Beteiligten direkt zu Wort kommen, soll dieser Einblick noch vertieft werden.

Soteria von innen

»Gut war, wenn man einfach beieinander saß.«

Hartwig Hansen im Gespräch mit Manfred, einem ehemaligen Bewohner

Ich (Elisabeth Aebi) rufe Manfred an und frage ihn, ob er bereit sei, über seine Soteria-Erfahrungen zu sprechen. Wir seien daran, ein Buch zu schreiben, und morgen komme ein Mensch vom Psychiatrie-Verlag aus Bonn mit vielen Fragen. Manfred ist gerade am Packen. Morgen ziehen er und seine Frau in eine neue Wohnung. Ich wußte nicht, daß er mittlerweile verheiratet ist. Ich lernte ihn vor fünf Jahren in der Soteria kennen. Da hatte er eine sehr schwierige Zeit. Er blieb ein ganzes Jahr bei uns, und so wurden wir uns recht vertraut.
Das letzte Mal habe ich ihn zufällig an einem Sommerabend in einer Gartenwirtschaft außerhalb von Bern getroffen. Wir haben ein paar Worte gewechselt, ganz so wie man das unter Bekannten tut.
Jetzt geht es um ein Interview. Manfred meint, das könne er schon einrichten und kommt.
Die Fragen stellt Hartwig Hansen.

Mit was für einem Bild sind Sie zur Soteria gekommen, was haben Sie da erwartet?

Eigentlich überhaupt nichts.

Wie haben Sie davon erfahren?

Ganz zufällig. Ich kannte die gängige Psychiatrie bereits, und als ich wieder in eine psychotische Phase kam, wehrte ich mich dagegen, daß meine Eltern einen Arzt anriefen, denn ich wollte nicht wieder in die Klinik. Als aber die Eltern vorschlugen, die Therapeutin anzurufen, die mich nach der zweiten Psychose behandelt hatte, war ich einverstanden. Sie kam persönlich zu uns nach Hause und sagte, sie wisse nur von einer einzigen Alternative zur Hospitalisation, sie habe gerade am Tag zuvor zum ersten Mal davon gehört, das sei die Soteria. Ich war sofort damit einverstanden, einfach, weil ich nicht wieder in die Klinik wollte.

Warum wollten Sie das nicht?

Ich hatte das Gefühl, daß die mir da nicht helfen konnten, das hatte ich ja schon zweimal erfahren. Ich hatte den Eindruck, daß man da in möglichst kurzer Zeit wieder gesund werden und funktionieren muß, und das hat mir nicht weitergeholfen, sonst wäre ich ja nicht ein drittes Mal psychotisch geworden.

Ich habe gehört, daß Sie ein Jahr lang in der Soteria waren. Woran erinnern Sie sich besonders gerne aus dieser Zeit?

Ich denke gerne an die zwei Bezugspersonen, die jeder dort hat, auch an die anderen Betreuer und Betreuerinnen, aber besonders an die zwei persönlichen Bezugspersonen, weil zwischen ihnen und mir viel gelaufen ist und weil sie mir sehr geholfen haben, auch dann, wenn ich selber aufgeben wollte. Ich habe mich z.B. um Arbeit beworben und erhielt zur Antwort, ich sei zu alt für diese Werkstätte. Da war ich völlig deprimiert. Da brauchte ich Hilfe.

Was wurde in dieser Werkstätte gemacht?

Es war eine Holzwerkstätte, ein Kerzenziehatelier und ein Schneideratelier. Da wollte ich hingehen, aber sie sagten mir, sie nähmen die Leute nur bis dreißig, und ich war damals schon älter. Da hat mich eben die eine Bezugsperson ermuntert, schriftlich zu begründen, warum ich gerne da arbeiten möchte und zu fragen, ob sie nicht eine Ausnahme machen würden. Alleine hätte ich das bestimmt nicht versucht. Diese Unterstützung der Betreuer und Betreuerinnen fand ich gut und auch die Offenheit in den Gesprächen.

Kann es nicht auch belastend sein, wenn jemand immer wieder sagt, du solltest dich bewerben und versuch es noch einmal?

Ich glaube, es kommt sehr darauf an, wie man die Bezugsperson empfindet, wie die Beziehung zu ihr ist.

Können Sie beschreiben, was Sie als gut empfunden haben an Ihren Bezugspersonen?

Gut war eigentlich der Kontakt, der auf sehr vielen Ebenen bestand. Nicht nur verbal, also Aufmunterung etc., sondern auch körperlich, zum Beispiel mit Massage oder wenn man einfach beieinander saß... Ich hatte immer ein Gefühl der Nähe, aber ich empfand ihre Präsenz nie als Einschränkung. Ich konnte mich auch innerhalb der Soteria zurückziehen, wenn ich das Bedürfnis hatte oder sogar hinausgehen, das war immer möglich.

Wie würden Sie die Rolle beschreiben, die Sie selbst innerhalb dieser Wohngemeinschaft gespielt haben? Hat sich das im Laufe des Jahres verändert?

Ja, es hat sich zum Teil verändert. Zu gewissen Leuten, die zusammen mit mir dort waren, habe ich ein gutes Verhältnis gehabt. Manchmal, wenn es ihnen nicht gut ging und mir gerade besser, konnte ich ihnen vielleicht helfen. Ich hatte auch das Bedürfnis, das zu tun, wenn ich selbst in guter Verfassung war.

Haben Sie vorher schon in einer Wohngemeinschaft gewohnt?

Ja.

Wie sind Ihre früheren Wohngemeinschaften mit Ihren ersten zwei psychotischen Phasen umgegangen?

Bei der ersten Psychose haben mich zwei Kollegen, als es für die Wohngemeinschaft zu schwierig wurde, auf die Notfallstation gebracht, und dort haben sie mich gleich in die Klinik eingewiesen. Als es mir wieder gut ging, konnte ich in die Wohngemeinschaft zurückkehren. Bei der zweiten Psychose riefen sie meinen Therapeuten an, der die Nachbehandlung übernommen hatte, und der lieferte mich dann wieder in die Klinik ein. Als ich wieder herauskam, sagten mir meine Kollegen, ich könne nicht mehr in die

Wohngemeinschaft zurückkehren, und so ging ich zu meinen Eltern.

Welchen Unterschied sehen Sie zwischen der Wohngemeinschaft, in der Sie vorher lebten, und der Soteria? Halten Sie es für möglich, daß es auch in der Soteria einmal heißt: Jetzt sind wir überfordert, dieser Bewohner kann nicht hier bleiben?

Persönlich habe ich das nie erlebt, aber bei anderen Bewohnern der Soteria, in der Zeit, als ich da war. Die haben Mobiliar zerstört und Betreuer und Betreuerinnen tätlich angegriffen. Da gab es Fälle, wo man auch damit fertig werden konnte, z.T. war ich selber dabei, andere aber mußten schließlich in die Klinik eingewiesen werden, weil alle überfordert waren und keine andere Möglichkeit mehr sahen. Aber auch sonst merkt man, daß das eine spezielle Wohngemeinschaft ist: Es ist viel mehr Struktur da, die Verteilung der Arbeiten ist besser organisiert usw.

Wie ist das? Denkt man immer: jetzt bin ich in der Psychiatrie?

Nein, jedenfalls ich habe es nicht so empfunden in der Soteria. Ich habe da eine Zeit erlebt, wo das Betreuungsteam und die Bewohner ziemlich konstant waren und es allen gut ging. Da hat man das Leben dort als Freizeitplausch empfunden. Wir gingen auch viel gemeinsam weg. Der eine hatte ein Auto.

Würden Sie sagen, daß in dieser Zeit das weiche Zimmer gar keine Rolle gespielt hat, weil es ja allen gut ging?

Ich glaube, in der Zeit war es nicht belegt, vielleicht ein oder zwei Monate. Da kamen keine Neuen dazu, und wir hatten ziemlich viel Freiheiten, weil die Betreuer und Betreuerinnen uns kannten und wußten, daß es uns gut ging.

Waren Sie im weichen Zimmer?

Ja, ich war im weichen Zimmer, obwohl ich immer gesagt habe, es sei mir zu weich. Aber als auch ich einmal anfing, die Gegenstände in meinem Zimmer »abzuändern« und schließlich so weit kam, daß ich auch noch den Spiegel und die Fensterscheiben zerschlagen wollte, da habe ich gemerkt, daß ich eine Grenze erreicht hatte, und bekam Angst, ich könnte mir etwas antun. An diesem Punkt wollte ich selber ins weiche Zimmer.

Sie haben also den Zeitpunkt selbst festgestellt.

Ja, das habe ich eigentlich gut gemerkt. Ich war zweimal im weichen Zimmer, beide Male auf meinen Wunsch. Ich hatte das Gefühl, es wäre besser, wenn jemand bei mir ist und ich nicht allein schlafen muß.

Inwiefern haben Sie das Zimmer als »zu weich« empfunden?

Ganz am Anfang wollten mich die Betreuer da hineinbringen. Aber ich wollte nicht. Ich brauchte meinen eigenen Raum, und das wurde akzeptiert. Es gab andere Bewohner, die waren ziemlich lange drin, weil man da auch stark das Gefühl hatte, die seien suizidgefährdet. In einem normalen Zimmer der Soteria gibt es schon Möglichkeiten, sich zu verletzen, im weichen Zimmer eigentlich nicht.

Gibt es so etwas wie einen Mythos um das weiche Zimmer? Haben Sie es als etwas ganz Besonderes empfunden oder wie eine Belohnung?

Mythos würde ich nicht sagen. Wenn es gerade nicht belegt war, konnte man das weiche Zimmer sehr gut brauchen zum Spielen und so, als Aufenthaltsraum. Andererseits wurde natürlich geschätzt, daß man da drin eine 1:1 Betreuung hatte und dem Betrieb im Haus nicht so ausgesetzt war, wenn es einem grad nicht gut ging. Wenn es besetzt war und man selber davor saß, konnte man schon mal das Gefühl bekommen, da drin läuft jetzt etwas Besonderes. Aber mit der Zeit weiß man ja, wozu es da ist und macht keinen Mythos daraus.

Haben Sie einmal erlebt, daß Leute sich ganz bewußt vorgenommen haben, sie wollten da hineinkommen, um diese 1:1 Betreuung zu provozieren?

In dem Sinne habe ich es eigentlich nie erlebt.

Wie würden Sie die Gesamtatmosphäre des Hauses beschreiben? Was macht sie so heimelig?

So heimelig ist es dort gar nicht. In guten Phasen, wie ich sie vorhin erwähnt habe, wenn es allen im Hause gut geht und man zusammen spielt und ißt, dann ist es schon sehr angenehm. Aber wenn jemand eine Krise hat, schleicht man bedrückt herum und weiß nie, wann einem etwas um die Ohren fliegt oder wann irgendwo etwas Schlimmes passiert. Einmal kam ein Mädchen, das damals durcheinander war und aufgeregt, in mein Zimmer und fragte, ob sie bei mir auf dem Teppich liegen dürfe, sie könne sonst nicht schlafen. Ich wußte, daß sie im Augenblick ziemlich destruktiv war und war sehr beunruhigt. Oder als eine andere Bewohnerin in der Waschküche die Wäsche anzündete, oder eine den Kopf in den Backofen steckte und versuchte, sich so das Leben zu nehmen, das drückt dann schon auf die Atmosphäre im ganzen Haus.

Hatten Sie da das Gefühl, es sei Sache der Betreuer, auf die Leute aufzupassen, oder eher, daß alle zusammengehören und gemeinsam auf den Bewohner aufpassen sollten?

In der Zeit, die ich miterlebt habe, war es schon so, daß sich alle, mit den Betreuern zusammen, verantwortlich gefühlt und versucht haben, quasi aufeinander aufzupassen. Damals war es nur selten so, daß man dem Team sagte, das fällt in eure Kompetenz, das geht uns nichts an.

Gab es unter den Betreuern auch Leute, die Sie nicht ertragen konnten?

Ja, das gab es auch.

Und gab es auch Bewohner, bei denen Sie das Gefühl hatte, mir geht es hier gut, aber denen gefällt es gar nicht oder es ist nicht das Richtige für sie?

Es gab schon welche, bei denen man zum Beispiel das Gefühl hatte, daß sie gar nicht wissen, was eine Wohngemeinschaft ist, die einfach nichts gemacht haben. Andere fanden in bestimmten Situationen, die Soteria biete ihnen zu wenig Schutz und Halt.

Würden Sie sagen, die Psychose war auch etwas Gutes, ich möchte sie nicht missen, oder sagen Sie eher: Um Gottes willen, ich bin froh, daß ich da rausgekommen bin, das war nur schlimm?

Ich für mich würde sagen, daß die Aussage stimmt: Psychose ist ein Entwicklungsprozeß. Rückblickend scheint mir, daß alle drei Psychosen, die ich erlebt hab, mir etwas brachten und daß ich sie nicht missen möchte. Ebenso geht es mir mit der Haschisch- und LSD-Erfahrung, die mir jetzt in meiner Arbeit zugute kommt, weil ich keine Mühe habe, die Leute aus der Klinik zu verstehen, mit denen ich zu tun habe.

Vergleichen Sie die LSD- und Psychoseerfahrungen miteinander?

Irgendwo gibt es schon Ähnlichkeiten. Ich versuche manchmal Leuten, die LSD-Erfahrungen haben, im Vergleich dazu die psychotische Erfahrung zu erklären. Aber in der Psychose gibt es auch Sachen, die man mit LSD nicht erlebt.

Würden Sie sagen, daß Sie ihr psychotisches Erleben in ihre Persönlichkeit integriert haben ?

Ja, das würde ich schon sagen. Nach den ersten zwei Psychosen habe ich nie mit Leuten darüber geredet, auch nicht, wenn ich mich um eine Stelle bewarb. Jetzt ist das eines der ersten Dinge, die ich auch wildfremden Leuten erzähle.

Was erzählen Sie? Ich war in der Soteria?

Ich gehe z.B. regelmäßig nach Les Saintes-Maries-de-la-Mer. Dort kenne ich einige Leute und mache ein bißchen Straßenmusik. Wenn ich dann etwa am Strand liege und mit Leuten rede, die ich am selben Tag oder am Abend vorher kennengelernt habe, erzähle ich bald einmal von meinen Psychosen. Ich habe damit gute Erfahrungen gemacht, für mich selber und im Umgang mit den anderen, weil ich irgendwie dazu stehen kann. Es ist dann nichts anderes, als wenn einer sagt: ich habe als Kind Masern gehabt.

Haben Sie Angst, daß es wiederkommt?

Im Augenblick würde ich sagen, nein. Angst schon gar nicht. Eher so das Bewußtsein, daß es wieder kommen kann. Aber ich habe seit meinem Austritt aus der Soteria auch die Erfahrung gemacht, daß ich selbst Einfluß darauf habe, ob es wieder dazu kommt oder nicht. Ich glaube, daß es seither Momente gegeben hat, in denen ich nahe am Ausbruch einer Psychose war. Ich habe das aber sehr rasch erkannt und konnte sie mit gewissen Verhaltensweisen, die ich mir gemerkt hatte, vermeiden. Ich sagte mir etwa, jetzt mußt du wieder einmal etwas Anständiges essen oder zwölf Stunden ohne Pause schlafen.

Denkt man nicht zuerst: Ich kann doch nichts dafür, wenn ich wieder krank werde?

Nach meinen ersten zwei Psychosen habe ich wahrscheinlich auch so geredet. Dennoch hatte ich schon damals irgendwie das Gefühl, ich sei ein Stück weit selber schuld daran. Heute würde ich nicht mehr von »Schuld« sprechen, aber ich glaube, wenn ich aus irgendeinem Grund eine Psychose haben möchte, könnte ich sie absichtlich auslösen. Andererseits meine ich, daß man ja nicht unbedingt wieder Masern kriegen will, wenn man sie einmal hatte, also versucht man eben, das zu vermeiden. Dank der langen Zeit, die ich in der Soteria zur Verfügung hatte, konnte mir bewußt werden, was da eigentlich abläuft. Ich lernte erkennen: Wann werde ich psychotisch, was sind Auslöser, die mich in diesen Zustand steigern, wo ich nicht mehr unterscheiden kann, was ist Phantasie und was nicht.

Darf ich Sie fragen: Hat wohl Ihre Narbe irgendetwas mit unserem Thema zu tun?

Das kann ich Ihnen ruhig sagen, sie hat nichts damit zu tun. Die habe ich vom Kindergarten.

Also nicht vom Möbel-Auseinandernehmen ...

Nein. Der Bewohner, von dem ich das erwähnt habe, unternahm mal einen Suizidversuch und hatte dann das Gefühl, die Soteria biete ihm in dieser Phase zu wenig Schutz. Er wollte von sich aus in die Klinik, und dem wurde dann auch stattgegeben. Als er nach zwei oder drei Wochen zurückkam, fand er sich wieder etwas besser zurecht.

Sie kennen die anderen Leute noch, die damals mit Ihnen in der Soteria waren?

Ja. Ich fahre im Moment für eine Organisation, die Behindertentransporte macht. Da fahre ich auch regelmäßig Leute am Morgen in die Tagesklinik und am Abend zurück. Das sind oft ältere Leute, die abends heimgehen. Ich bin also oft da draußen in der Klinik und treffe manchmal auch Leute, die ich von der Soteria her kenne. Kürzlich war ich auch in der Soteria zu Besuch, es gibt da noch einige wenige Betreuer, die ich kenne, und da schaue ich halt manchmal vorbei.

Obwohl Sie die Leute, die jetzt da wohnen, gar nicht unbedingt kennen?

Nein. Aber ich gehe vor allem wegen der Betreuer, die ich da noch kenne. Zum Teil habe ich auch Kontakt mit den Bewohnern. Je nachdem, in welcher Phase der Psychose sie sich befinden, sind sie sehr offen.

Woran erinnern Sie sich am wenigsten gerne, wenn Sie an die Soteria denken?

Die schlechtesten Erinnerungen an die Soteria sind für mich die Medikamente und ihre Nebenwirkungen. Andererseits: In der Klinik haben nicht einmal meine Eltern herausgefunden, was man mir alles gegeben und gespritzt hat. In der Soteria hingegen waren alle, die mit der Medikation zu tun hatten, immer sehr offen. Ich konnte über die sehr unliebsamen Nebenwirkungen reden und erhielt ein anderes Medikament, so daß sie eigentlich sehr bald aufhörten.

Wie kam es überhaupt, daß Sie Medikamente erhielten? Es gibt doch auch den Anspruch, in der Soteria ohne auszukommen?

Soweit ich mich erinnern kann, hing es damit zusammen, daß ich schon zweimal in der Klinik gewesen war und man wußte, daß ich auf Medikamente anspreche.

Bekommt man in der Soteria von vornherein Tabletten, wenn man vorher in der Klinik war und gut auf die Medikamente reagiert hat?

Nein, ich erhielt erst nach einer Weile Medikamente. – Ich habe die Medikamente eigentlich immer genommen, weil ich das Gefühl hatte, daß sie mir helfen. Hingegen wollte ich nie eine Depotspritze. Wenn ich eine Tablette esse, glaube ich, daß die irgendwann auch wieder aus meinem Körper herauskommt. Bei den Depotspritzen bin ich ein bißchen skeptisch.

Haben Sie die Medikamente dann wieder abgesetzt?

So ungefähr nach einem halben Jahr hörte ich mit den Medikamenten auf. Ich ging dann noch von der Soteria aus nach London, um meine Schwester zu besuchen, und da habe ich Medikamente in Reserve mitbekommen, Fluanxol und Akineton, mit denen ich schon umgehen konnte. Am ersten Abend, als ich von der Reise ein bißchen aufgeregt war, nahm ich auch davon. Das war aber das einzige Mal, daß ich Tabletten nahm, nachdem die Medikamente von der Soteria her abgesetzt worden waren. Seither habe ich nie mehr Medikamente genommen. Das sind jetzt ca. fünf Jahre.

Wie sehen Sie heute die Soteria?

Ich habe schon vielen die Soteria empfohlen, die irgendwelche Schwierigkeiten psychischer Art hatten. Ob ihnen so wie mir geholfen werden kann, hängt aber stark davon ab, wie die Leute sich selber in diesen Schwierigkeiten erleben. Man kann nicht einfach irgendeinem sagen, der psychische Probleme oder eine Psychose hat, die Soteria kann dir helfen. Vielleicht ist das überhaupt nicht, was er braucht. Die gängige Psychiatrie, wie sie in der Klinik betrieben wird, hat sicher auch ihre Berechtigung.

Was ist gängige Psychiatrie für Sie?

Für mich ist es das, was ich selbst davon erlebt habe: Medikamente, damit man möglichst rasch wieder funktionstüchtig wird. Es gibt

Leute, die wissen, daß sie mit den Medikamenten den Körper kaputt machen, aber sie nehmen das in Kauf, weil sie ein funktionierendes Glied der Gesellschaft sein wollen, weil sie sonst nicht akzeptiert werden. Und es gibt Leute, die genau wissen, daß sie nur »gesund« sind und funktionieren, weil sie die Medikamente nehmen, aber sie wollen das, und für solche Fälle hat die übliche Psychiatrieform, wie sie in den Kliniken betrieben wird, ihre Berechtigung.

Kann man sagen, daß in der üblichen Psychiatrie die Leute viel unterschiedsloser behandelt werden, jeder bekommt erst einmal diese oder jene Medikamente, während in der Soteria Individualität und Flexibilität im Umgang gepflegt werden?

Ich finde tatsächlich, daß die Patienten in der Klinik sehr schnell »schubladisiert« werden, d.h. man ist schizophren oder psychotisch oder manisch-depressiv, und das hört man so oft, bis man es wahrscheinlich selber glaubt.

Würden Sie sich auch in so eine Schublade stecken lassen?

Nein, das würde ich nicht. Und in der Soteria hatte ich auch nie das Gefühl, die Betreuer und Ärzte würden uns mit so einem Bild im Kopf gegenübertreten.

Ich glaube, man kann aus Leuten, die eine psychische Krise durchmachen, sehr rasch Manisch-Depressive machen, wenn man es ihnen nur deutlich genug zu spüren gibt. Und da liegt ganz gewiß eine Chance der Soteria. Zumindest als ich dort war, bin ich mir nie so etikettiert vorgekommen. Das hat wohl auch damit zu tun, daß Soteria-Betreuer und -Betreuerinnen so ausgewählt werden, daß ungefähr die Hälfte Profis sind, also Psychiatriepfleger und -schwestern und der Rest Laien, also irgendwelche Automechaniker oder Druckerlehrlinge oder sonst was. Dieses Mischverhältnis habe ich immer als sehr wohltuend empfunden.

Hätten Sie die Möglichkeit, Soteria-Betreuer zu werden, wenn Sie wollten?

Ja, ich glaube schon, wenn ich mich bewerben würde.

Es gibt also kein Ausschlußkriterium, daß z.B. jemand nicht angestellt würde, der da Patient war. Kam das schon einmal vor?

Nein, das gab es noch nicht. Ich glaube, man hat einmal darüber gesprochen, es ging vor allem darum, ob man einen ehemaligen Bewohner anstellen könnte, wenn noch Bewohner aus derselben Aufenthaltszeit da wären. Da war man der Meinung, daß das nicht ginge, daß man genügend lange Zeit verstreichen lassen müßte. Aber konkret wurde das nie.

Könnten Sie sich das vorstellen, da zu arbeiten?

Ja, ich könnte es schon, aber ich möchte es im Moment gar nicht.

Sie haben als positiven Punkt erwähnt, daß man in der Soteria genug Zeit hat, um eine persönliche Entwicklung durchzumachen. Besteht da nicht die Gefahr, daß der Schritt hinaus viel schwieriger wird, weil man sich wohl fühlt und alles so gut kann? Wußten Sie mit einem Mal, jetzt will ich raus?

Nein, bei mir war das ein sehr langsamer Prozeß. Aber ich habe es als Chance empfunden, daß ich da mitreden konnte, daß ich sagen konnte, ich will zuerst noch eine Wohnung finden und Arbeit. Nach ein paar Wochen in der Klinik ist man zuerst froh, wieder draußen zu sein, aber dann merkt man, daß viele Probleme zu lösen sind, und es ist kein Mensch da, der einem helfen kann, denn alle sind mit sich selbst oder mit was weiß ich beschäftigt. In der Soteria konnte ich das alles im geschützten Rahmen erledigen, konnte mit einer Wohngemeinschaft Fühlung aufnehmen und einen Job organisieren, ehe ich hinausging. Dann war es nicht mehr so schwierig, wieder ins Leben hineinzugehen.

Was haben Sie den ganzen Tag gemacht in der Soteria, ein Jahr lang, wie haben Sie die Zeit totgeschlagen?

Zuerst habe ich gar nichts gemacht, wie die meisten Leute am Anfang. Ich war einfach da. Dann habe ich mal angefangen, innerhalb des Hauses Arbeiten mit mehr oder weniger Spaß auszuführen, also kochen und putzen.

Gab es auch Zeiten in der Soteria, wo Sie das Gefühl hatten, jetzt hänge ich nur so rum und weiß gar nicht so genau, wie es weitergeht?

Das gab es schon, aber da muß ich auch gleich anfügen, daß ich immer den Eindruck hatte, es liege an mir. Ich hatte Phasen, wo ich dauernd etwas unternahm, und dann hatte ich eben Zeiten, wo ich nur so in der Soteria herumsaß und nicht wußte, was ich tun könnte.

Fanden Sie das gut, daß es kein Angebot gab,
oder würden Sie heute sagen, daß Ihnen etwas fehlte?

Ich glaube nicht, daß ein entsprechendes Angebot in der Soteria fehlte, es gab ja die Betreuer und Betreuerinnen, die Anregungen gaben. Das Angebot ist eigentlich schon vorhanden, aber ich finde es auf der anderen Seite auch gut, daß es kein festes Rahmenprogramm gibt, das mich zwingt, von 15 bis 17 Uhr das zu machen und von 17 bis 18 Uhr etwas anderes. So läuft es in der Klinik: Mittwochnachmittag ist Ausflug, Donnerstagabend gemeinsames Kochen...

Wie war das dann mit der Wohnungssuche?

Da mußte ich mich selbst drum kümmern. Es gibt Wohngemeinschaften mit Betreuung, so eine habe ich mir angeschaut, als ich eine Wohnmöglichkeit suchte. Allerdings merkte ich sehr schnell, daß mir diese Form von Wohngemeinschaft nicht sehr zusagt.

Hatten Sie das Gefühl, daß sie vorläufig genug hatten von Psychiatriewohngemeinschaften, daß sie lieber in eine normale gehen wollten?

Zuerst dachte ich, daß das vielleicht noch gut wäre für mich, wenn von Zeit zu Zeit jemand vorbeikommt, mit dem ich sprechen kann, wenn etwas nicht rund läuft und der auch Medikamente zur Hand hat, wenn es nötig werden sollte. Als ich dann aber die Wohnung und die Leute dort sah, spürte ich deutlich, da will ich nicht hin.

Da dachte ich, nein, ich suche mir lieber draußen etwas, wo ich auch meinen Mann stehen muß, aber lieber ganz weg von der Psychiatrie. Und das hat dann auch gut geklappt. Da muß man sich selbst drum kümmern.

»Es ist wie ein schönes Bild, das Ruhe ausstrahlt und Wärme.«

Elisabeth Aebi im Gespräch mit Martina, einer ehemaligen Bewohnerin, und Hans, einem ehemaligen Bewohner

Anläßlich einer Radiosendung lud ich Martina und Hans zu einem Gespräch über ihre Erfahrungen mit der Soteria ein. Martina war zweimal bei uns gewesen, einmal für drei Monate nach einem Klinikaufenthalt und das zweite Mal ein Jahr später für zwei Tage über Weihnachten. Hans war einer der ersten Soteria-Bewohner gewesen und hatte zwanzig Monate bei uns verbracht.
Ich sprach die beiden an, weil sie mehr als eine psychotische Krise erlebt hatten und vorher auch in der psychiatrischen Klinik behandelt worden waren.

Kannst du dich noch erinnern, was dir wichtig war, als du in die Soteria kamst?

Martina: Ja, für mich war vor allem wichtig, daß ich aus der Klinik herauskam, in der ich drei Wochen gewesen war. Ich freute mich sehr darüber, als man mir mitteilte, ich könnte in eine therapeutische Wohngemeinschaft gehen. In der Klinik dachte ich vor allem eines: Nur weg von hier! Ich fühlte mich so weit ab von allem und völlig isoliert. Darum war für mich die Aussicht, von dort wegzukommen, das Wichtigste.

Welche Unterschiede zur Klinik sind dir dann in der Soteria besonders aufgefallen?

Martina: Zunächst einmal die ganz andere Atmosphäre. In der Klinik belastete mich sehr, daß alles so weitläufig war; ich habe da gar nicht mitbekommen, was eigentlich so lief. Für mich war das ein großes Durcheinander, der ganze Klinikbetrieb war mir fremd. Sowas hatte ich noch nie erlebt, auch nicht im Beruf. In der Soteria war alles vertrauter, ich hatte ja vor meinem Klinikeintritt in einer Wohngemeinschaft gelebt.

Hans: Bei mir war es ähnlich. Ich hatte in der Klinik begonnen mich abzukapseln, vielleicht wegen der Medikamente. Ich manövrierte mich in ein einsames Loch. Eigentlich wollte ich das gar nicht, es kam einfach so. Das verleidete mir die ganze Sache mehr und mehr. Die Betreuung war zwar freundlich, aber sonst brachte es mir nichts. Da war es wie eine Erlösung, unter Leute zu kommen, die irgendwie gleichartig waren. Der Arzt in der Klinik war sehr nett und sagte, ich könne ruhig in die Soteria. Er fing auch gleich an, die Medikamente zu reduzieren, weil ich ihm gesagt hatte, ich ertrüge das Zeug nicht mehr, es mache mich nervös.

Hast du dann ganz aufgehört, Medikamente zu nehmen, als du in die Soteria kamst?

Hans: Ja. Da haben sie mir gar nichts mehr gegeben oder nur noch sehr wenig. Einer der Betreuer, Marc, hat mich in der Klinik abgeholt und hat mich richtig in die Soteria eingeführt. Am Anfang fühlte ich mich schon noch komisch, aber – aufgenommen, ja.

Du hast dich also geborgen gefühlt?

Hans: Ja. Zu viel Geborgenheit wollte ich eigentlich gar nicht, ich habe es gerne, wenn was läuft. Aber ich dachte, daß das für eine Weile ganz gut sei, diese lockere Atmosphäre im Gegensatz zu der sterilen vorher. Die Klinik ist schon frei und human, aber irgendwie kam sie mir makaber vor, sie erinnerte mich an den Tod... Das ist wohl übertrieben, aber ich empfand es so, mit all den Verrückten, Stummen, Neurotikern und was weiß ich. So viele Leute an einem Ort und alle in einer Krise, das schlägt einem aufs Gemüt, auf alle Fälle macht es einen nervös. In der Wohngemeinschaft fand ich eine menschlichere, lebendigere Atmosphäre vor und lebte richtig auf. Ich dachte: Nun komme ich aus der Krise heraus und finde eine neue Welt. Ich bekam wieder Interesse am Leben.

Wie war es dann mit dem Alltag in der Soteria?

Martina: Ein Tagesprogramm im engeren Sinn gab es eigentlich nicht. Es gab verschiedene Aufgaben, aber ich habe das nie als Zwang empfunden, irgendetwas muß man ja tagsüber tun. Da geht es dann um Kochen, Aufräumen, Putzen und so, aber nicht nach einem fixen Programm. Zu Beginn, wenn es einem noch schlecht geht, fällt das alles noch weg. Man ist einfach mal da und versucht sich zurechtzufinden. Aber nach und nach kommt man von selber dazu, etwas zu tun, ohne daß einem eine Arbeit zugewiesen worden wäre. Für mich gab es manchmal eher zu wenig Beschäftigung. Nur so herumsitzen...

Denkst du, es würde einem helfen, wenn man etwas mehr zu tun hätte?

Martina: Ja. Im Sommer kam noch die ganze Gartenarbeit dazu, das war gut.

Was ist besonders wichtig, was braucht man,
wenn man in einer Krise steckt?

Hans: Ich denke, es braucht vitale Leute, Belebung. Da kommt es allerdings auf dein Temperament an. Ich kann mich in einer Krise noch selber aufraffen. Aber wenn man in einer Depression steckt, ist es gut, einen Freiraum zu haben, um aus der inneren Angst herauszukommen. Angst ist das Hauptthema. Ich habe z.B. gemerkt, daß ich zuviel alleine an Problemen herumkaue und mich in sie verbeiße. Inzwischen weiß ich, daß nicht alles von mir abhängt. Es ist wichtig, daß ich mich um Kontakte bemühe.

Hast du denn in der Soteria den Freiraum gefunden,
den du brauchtest?

Hans: Zu Beginn vielleicht nicht so sehr. Damals gab es noch Spannungen zwischen zwei Leuten, es kam zu Streitereien, das hat mir nicht so gefallen, aber das muß es wohl auch geben. Deswegen wollte ich fast wieder weggehen. Doch dann sagte ich mir, nun bist du da und bleibst auch. Denn zurück in die Klinik wollte ich auch nicht. Dann entdeckte ich, wie interessant das Ganze da war, einerseits diese Leute mit ihren Problemen, andererseits jene, die helfen wollen, die nicht eigentlich belehren, aber leiten.

Zuerst war es schon schwierig für mich. Dann spielte sich die Sache ein und wurde richtig angenehm, eben so ein Freiraum für mich. Martina, mich würde interessieren, wie du es erlebt hast?

Martina: Für mich war die Krise in erster Linie ein großer Schock. Es kam alles so unerwartet. In der Soteria wollte ich möglichst schnell wieder Boden unter die Füße bekommen. Das war dort viel, viel besser möglich als in der Klinik. Die Klinik war für mich eine totale Ausnahmesituation. In der Soteria hatte ich sofort das Gefühl: Hier kann ich wieder zu mir kommen und neu zu leben beginnen. Am Anfang kam mir zwar auch alles fremd vor, ich wagte nicht einmal, alleine einkaufen zu gehen. Heute kann ich das schon fast nicht mehr nachvollziehen. Aber damals fühlte ich mich ziemlich isoliert. Ich fragte mich, wann ich mich selber wieder wie früher empfinden würde, ich war wie außerhalb von mir.

Auch Soteria war ja gewissermaßen eine Ausnahmesituation, aber doch so etwas wie eine Basis, von der aus man wieder starten konnte. Ich weiß nicht, wie ich dieses Gefühl in der Klinik hätte aufbauen können, mir war so gar nicht wohl dort. In der Soteria habe ich auch die Medikamente abgesetzt, das war ziemlich schwierig. Es kostete mich viel Mühe, bis ich wirklich davon loskam. Manchmal hatte ich das Gefühl, es einfach nicht mehr ertragen zu können, selbst in der Soteria; wie das in der Klinik geworden wäre, kann ich mir gar nicht vorstellen.

Warst du in der Soteria auch im weichen Zimmer?

Martina: Ja, auch. Zuerst hatte ich ein Zimmer für mich allein, aber das ging gar nicht. Dann machten sie mir den Vorschlag mit dem weichen Zimmer. Ich glaube, die Krise ist erst richtig ausgebrochen, als ich in diesem weichen Zimmer war. Da habe ich plötzlich realisiert, hier bin ich aufgehoben. Dann ging es mir wieder schlechter, vermutlich, weil ich die Medikamente absetzte. Im weichen Zimmer, das war toll, da war immer jemand bei mir.

Wie wirkte denn das weiche Zimmer auf dich?

Martina: Zunächst einmal sprach mich schon der Raum als solcher an: groß, mit einem Teppich und ein paar Kissen, sonst nichts. Die Blockaden lösen sich dort von selbst auf, scheint mir. Man hat Platz, die Fenster sind vielleicht offen, und man sieht auf den Garten hinaus. Mir war jedenfalls immer sehr wohl dort drin, wohler als im übrigen Haus (lachend). Wenn es mir nicht gut ging, dachte ich immer, dort drin halte ich es noch am ehesten aus. Geholfen hat mir auch, daß man dort drin so verschiedenes machen konnte, Massage oder schreien, so oft es ging. In dem Raum blockiert einen nichts. Er ist leer, und man kann quasi seine Sache hineingeben.

Hans: Man erlebt auch die Stille. Ich war auch mal drin und habe das irgendwie als schön empfunden. Ich habe das nicht oft, mag so eine Ruhe sonst nicht. Du kannst schweigen dort drin, obwohl jemand bei dir ist. Es ist wie ein schönes Bild, das Ruhe ausstrahlt und Wärme. Du kannst dich auch entspannen, vertiefen, erholen oder turnen und bewegen, oder liegen und ruhen.

Martina, du hast gesagt, erst in diesem Raum sei die Krise nochmals richtig ausgebrochen. Wie war das?

Martina: Das hatte zwei Seiten. Einerseits war es gut, weil ich noch sehr frustriert war, daß mir sowas zustoßen mußte. Da war ich noch nicht drüber hinweg. Andererseits kam dabei nochmals der ganze Schreck hoch. Ich sah wirklich häßliche Bilder. All das kam ja so unerwartet. Für mich ist die Vorstellung immer noch etwas unheimlich, vielleicht eines Morgens zu erwachen und wieder völlig durcheinander zu sein. Das macht mir sehr Angst. Das erste Mal war es ja auch so, ich bin einfach aufgewacht und war so komisch.

Hans: Wie denn? Hattest du Angst?

Martina: Ja, auch. Ich war einfach nicht mehr ich selbst. Ich kannte mich so nicht. Ich habe immer wirrere Sachen gemacht und verlor die Kontrolle darüber. Ich war damals sehr überlastet, das stimmt. Ich hatte mir einiges zugemutet. Noch heute frage ich mich, wodurch die Krise ausgelöst wurde. Zum Teil ist es mir schon klar, aber zum Teil auch nicht.

»Ich habe das Gefühl, daß wir hier in der Soteria am meisten erfahren haben.«

Elisabeth Aebi im Gespräch mit Angehörigen

Können Sie sich noch erinnern,
welches Ihr erster Eindruck von der Soteria war?

Frau A.: Ich kann mich sehr gut erinnern, es liegt zwar schon weit über ein Jahr zurück, als meine Tochter eine Krise hatte. Der erste Eindruck war: Toll, es sieht gar nicht nach Klinik aus. Ich war sehr überrascht, hier ein Einfamilienhaus anzutreffen. Es hat mich sehr beruhigt.

Frau B.: Ich glaube, auch wir waren sehr überrascht und froh, unsere Tochter hierher bringen zu dürfen – in der ersten Phase – nachher dann ein bißchen weniger.

Der erste Eindruck war also positiv, weil alles nicht so
nach Spital aussah. Danach war es zum Teil anders?

Frau B.: Ja, bei uns ging es darum, daß unsere Tochter neun Monate keine Medikamente erhalten hatte, immer wieder fortlief und uns die Betreuer nicht benachrichtigten. Einmal war sie drei Tage und drei Nächte weg, und kein Mensch wußte, wo sie war. Es gab viele Episoden, wo wir mehr Angst hatten, als wenn sie bei uns zuhause gewesen wäre. Das war im Anfangsstadium der Soteria, 1984 im November. Ich glaube, die wußten selbst noch nicht richtig, wie das alles zu bewältigen war. Es besserte sich dann aber etwas, so nach und nach. Sie mußten auch ihre Erfahrungen machen und verbesserten sich dementsprechend.

Ihnen war also die Kontrolle ungenügend?

Frau B.: Ja, die Tochter sagt jetzt auch, dort habe ich eigentlich nichts gemacht, wir saßen überall herum, wir rauchten überall und legten die Beine auf den Tisch. Mir persönlich hat das nie gefallen, es gab keine Ordnung. Vor allem wenn es längere Zeit dauerte, war das nicht gut. Das ging so lange, bis eine Betreuerin sagte, sie müsse nun etwas arbeiten und nicht den ganzen Tag im Bett rumliegen. Sie kam dann in die Klinik, und es wurde besser.

Noch andere erste Eindrücke?

Frau C.: Ich erinnere mich noch ganz gut. Es ist gut ein Jahr her. Bei uns war das wie ein Rettungsanker. Vor allem, als wir sahen, wo das Haus lag, wie es war und wie wir sofort Hilfe bekamen. Wir hatten vorher zwei Jahre lang die Krankheit gemeinsam getragen – wir konnten beidseitig nicht mehr. Die Tochter war soweit, daß sie sagte: »Ich kann nicht mehr zuhause bleiben«, und auch ich hatte keine Kraft mehr. Wir waren froh, daß wir so schnell kommen konnten. Die Tochter wollte sofort bleiben. Sie war so beeindruckt, nie hätte sie vorher einen solchen Ort gesehen, und vom ersten Moment an hatten wir ein gutes Gefühl, vor allem auch wegen der Therapie. Obwohl wir nichts dabei hatten, blieb sie gleich da. Alles war gut. Ich weiß noch, wie wir damals das Haus verließen, dieses unglaubliche Gefühl: jetzt kann ich endlich meine Last jemand anderem übergeben! Ich war so erleichtert. Wir hatten einfach das Gefühl, daß sie sich geborgen fühlte.

Frau D.: Uns erging es eigentlich ähnlich, wir waren sehr erleichtert. Bei unserer Tochter kam alles sehr akut, und auch sie konnte sofort in der Soteria bleiben. Wir konnten auch den Vergleich zur Klinik ziehen, unsere Tochter war vor neun Jahren in der Klinik gewesen, und dort war sie einfach mit Medikamenten vollgestopft worden, sie war einfach nicht mehr unsere Tochter. Sie war total abgeschirmt, wie auf einer Insel, das ist wie ein anderes Leben. Sie wollte dann lange Zeit nicht mehr in die Stadt, wollte nicht mehr unter die Leute, und hier in der Soteria hatten wir das Gefühl, daß das Leben einfach normal weitergeht und sie mitten im Leben steht.

Das fanden wir viel, viel besser als in der Klinik. Aber eben, auf der anderen Seite z.B. ging sie einmal eines Nachmittags ein Auto kaufen, ja da wußten wir einfach nicht, wo jetzt da die Grenze war. Gut, es war ihre Entscheidung. Es ging einfach ein bißchen schnell.

Unser Schwager sagte uns immer, daß wir eigentlich Glück hätten, Soteria-Plätze seien sehr gesucht. Ich kann mir schon vorstellen, daß ein großer Andrang herrschen würde, wenn die Soteria bekannter wäre. Wir wußten vorher auch nicht, daß so etwas überhaupt existierte. Ich finde es sehr positiv, daß überhaupt so etwas versucht worden ist.

Herr D.: Ich finde es auch gut, daß sie selber kochen können, etwas tun, was sie gebrauchen können im täglichen Leben! Nicht irgendetwas – na ja, Kartons haben sie auch gefaltet – aber eben essen und putzen und schauen, daß Ordnung herrscht, ich glaube, das ist eine gute Therapie. Ich finde es gut, sehr gut.

Frau D.: Unsere Tochter hat in der Klinik die Medikamente sehr schlecht ertragen. Sie war immer sehr unruhig und bekam immer wieder neue Medikamente. Hier in der Soteria war sie ja nur knapp drei Wochen. Für uns war das wie ein Wunder, wie das vor sich ging. Plötzlich sagte sie, sie wolle die Medikamente nicht mehr nehmen, und nahm sie auch nicht mehr, und wir hatten wirklich das Gefühl, es gehe ihr so besser. Die Patienten konnten sich selber sein. Man respektierte ihre Wünsche.

Wie sind Sie zur Soteria gekommen?

Frau A.: Ich wollte unsere Tochter einfach nicht in eine Klinik einliefern und habe mich mit Händen und Füßen dagegen gewehrt. Ich wollte es eher zuhause versuchen, mit Medikamenten. Aber unser Arzt, der die Soteria auch nicht kannte, fand, das müsse richtig kontrolliert werden, und überwies sie an die Universitätspoliklinik. Von dort aus kam sie dann in die Soteria.

Frau C.: Mein Mann hatte eine Zeitlang auf der Erziehungsberatung gearbeitet und dort einen Vortrag über die Soteria gehört. Die

Adresse war dann irgendwo vergraben, wir wußten gar nicht mehr genau, wo sie war, aber im richtigen Moment tauchte sie wieder auf.

Frau B.: Wir sind durch die Notfallstation zur Soteria gekommen.

Frau D.: Unsere Tochter wurde durch ihre Ärztin überwiesen.

Frau E.: Unser Sohn kam von der Klinik in die Soteria. Ich hatte schon von der Soteria gehört. Mir persönlich leuchtete es ein, wie man dort mit den Leuten umging. Ich freute mich, daß er dort aufgenommen werden konnte. Als er aus der Klinik entlassen werden sollte, war uns sofort klar, daß eine Rückkehr zu uns nicht gut wäre. Wir arbeiten beide zu Hause. Da wäre seine Betreuung, die einen rund um die Uhr beschäftigt, eine zu große Belastung gewesen. Es wäre auch für ihn nicht gut gewesen, denn er wird zu stark betreut zu Hause, er ist halt dann wie ein Kind, für das man sorgen muß. Dadurch hindert man ihn aber auch, wieder selbständig zu werden. Uns kam es jedenfalls so vor. Der Arzt fand es auch besser, wenn unser Sohn nicht wieder bei uns wohnen würde, und meldete ihn schließlich in der Soteria an. Eines Tages rief mich unser Sohn an, er sei jetzt unterwegs und gehe in die Soteria, aber er sei unsicher. Da hatte er plötzlich wieder Angst. Aber er ertrug es gut. Er fühlte sich sofort wohl dort. Natürlich genoß er dort Freiheiten, die er in der Klinik nicht hatte, alles war offen, er konnte hinaus, er wohnte in einer Gemeinschaft mit Betreuern und anderen Patienten – und das war gut für ihn. Er bekam keine Medikamente mehr und war wieder wacher, weniger müde. Er sagte mir, das gefalle ihm, und stürzte sich da so richtig hinein. Er wollte auch bei den Gesunden wieder mithalten können, das spürte man deutlich.

Wie haben Sie den Kontakt zu den Betreuern und Betreuerinnen erlebt?

Herr D.: In der Soteria ist speziell positiv, daß der Kontakt zu den Eltern gepflegt wird. Wir wurden auch einbezogen und fanden einen guten Kontakt zu den Leuten von der Soteria, das schätzten wir sehr.

Frau D.: Ich auch. Am Anfang fehlte meiner Tochter manchmal die Kraft, an einem Familiengespräch teilzunehmen, manchmal kam sie, aber manchmal brachte sie die Kraft nicht auf und ging dann wieder. Wir wurden aber gut informiert, wir durften immer telephonieren. Ich fand auch immer, daß die Gesprächspartner sehr frei waren. Es war sehr gut. Eine spontane Vertrauensbasis war da. Ich kann nicht sagen, daß es mich überraschte, ich fühlte einfach eine Selbstverständlichkeit, ich empfand das sehr gut. Ich fühlte auch, daß sie gut aufgehoben war und wußte sie in guten Händen. Man wurde vor allem auch informiert. Wir hatten in diesem Punkt nie Probleme.

Frau C.: Ich habe die Erfahrung gemacht, daß man ganz offen und ehrlich miteinander umgegangen ist. Wenn ich den Schritt machte, ehrlich etwas zu sagen, dann sind mir die Betreuer sehr ehrlich entgegengekommen. Am Anfang war ich sehr unsicher: Soll ich telephonieren, soll ich mich total raushalten? Da sagte man mir: »Rufen Sie an, wenn Sie wollen, kommen Sie, wann sie wollen.« Dann gab es eine Zeit, in der die Tochter den Kontakt nicht wünschte; da konnte sie den Betreuern sagen: »Bitte sagt meiner Mutter, daß ich sie jetzt nicht sprechen mag.« Ich selber konnte auch ganz offen mit dem Betreuer sprechen. Er sagte mir: »Das Wichtigste für uns ist Ihre Tochter, und für Sie sind wir offen und da! Aber diese Beziehung Betreuer-Tochter hat Priorität.« Und sie sagten mir auch: »Wenn Sie Hilfe brauchen, dann müssen Sie zu jemand anderem gehen.« Ich wußte also ganz klar, worum es ging. Ich hatte nie das Gefühl, nicht ernst genommen zu werden oder ich würde nicht voll orientiert. Es war alles sehr offen. Ich fand es wichtig, daß meine Tochter dort ihre Leute hatte. Aber wenn mich etwas beschäftigte oder ich ein Problem hatte, konnte ich mich melden.

Frau B.: Man muß aber auch sagen: von 1984 bis 1986 war es anders als dann 1989. Wir selber wurden auch anders behandelt. In den Anfängen haben wir ganz schlimme Zeiten erlebt. Die Tür wurde erst abgeschlossen, als unsere Tochter sagte, die Kirchenfeldbrücke wäre geeignet, um sich herunterzustürzen. Da wurde dann abgeschlossen. Manchmal, wenn wir sie besuchten, fanden wir sie auf dem Fenstersims im zweiten Stock, wir wußten nicht: Springt sie jetzt oder macht sie nur Theater? Oder wenn wir sie zurückbrachten, gab es Zeiten, da wollte sie zuerst wissen, welcher Betreuer Dienst hatte, und wenn der ihr nicht paßte, lief sie davon. Wir haben einfach alles erlebt. Aber Gott sei dank ist es jetzt vorbei, sie ist wieder zugänglich.

Was erwarten Sie als Angehörige, wenn sie mit einer Tochter oder einem Sohn, die in einer Krise sind, zu uns kommen? Was ist das Wichtigste?

Herr D.: Wichtig ist, daß man die Angehörigen orientiert, ihnen sagt, was es überhaupt ist und was daraus entstehen kann.

Frau B.: Wir kamen mit unserer Tochter in akuter Krise an die Notfallpforte. Die Betreuer aus der Soteria kamen zu uns. Wir wußten von nichts. Die Krankheit unserer Tochter war für uns Neuland. Man sagte uns: »Da gehen wir gleich in die Soteria hinauf.« Auf dem Weg dorthin plauderte sie mit dem Betreuer, wie wenn nichts geschehen wäre. Für uns fehlte die Orientierung, wir wußten nicht, was ihr fehlte, wie lange diese Krankheit dauern konnte, alles war ungewiß, das war für uns das Schlimmste. Und eben damals hatten wir den größten Krieg. Wenn sie fortlief und wir dann einen Anruf bekamen: »Ist Ihre Tochter nach Hause gekommen? Hat sie sich gemeldet?« So sagte ich dreimal: »Sie steht sicher am Bahnhof, weint und weiß nicht mehr aus noch ein.« Sie fanden sie wirklich am Bahnhof. Die Sanitätspolizei hat sie jeden Tag zurückbringen müssen. Sie war bekannt. Wenn sie nicht mehr sprechen konnte, zeigte sie manchmal ihre Adresse, die ich ihr auf einen Zettel geschrieben hatte. Wir wurden auch angepöbelt von der Polizei: »Können Sie nicht auf Ihre Tochter aufpassen?« Das war eben in der Zeit, als sie keine Medikamente hatte. Das mag ja gut sein, aber für die akute Krankheit unserer Tochter war das nicht gut.

Frau A.: Mich hat gerade das mit den Medikamenten enorm beeindruckt. In der Soteria wurden Medikamente nur im äußersten Notfall gegeben. Das hat mich gefesselt. Unsere Tochter hat sehr gut reagiert. Sie hat ihre Krise ohne Medikamente überstanden. Wir hatten vorher, bei ihrer ersten Krise, etwas ganz anderes erlebt. Als Laie würde ich sogar wagen zu behaupten, daß es nicht nötig gewesen wäre, sie drei Tage lang lahm zu legen.

Herr D.: Ja, man sollte es einfach zuerst ohne Medikamente versuchen.

Frau B.: Für uns Eltern ist wichtig, daß wir nicht wieder ganz alleine dastehen, denn dann ist man einfach überfordert. Jede Krise bringt eine ganz neue Situation. Es ist einfach immer wieder etwas anderes, die Krise äußert sich unterschiedlich. Wichtig ist, daß man weiß, an wen man sich wenden kann. Heute weiß ich das schon besser. Zudem sind wir in einer Angehörigen-Gruppe, wo man wieder mit den Leuten von der Soteria zusammenkommt und die Probleme besprechen kann. Da lernt man auch andere kennen und merkt, daß wir nicht allein betroffen sind, daß andere jetzt grad mitten in der Krisenphase stecken, und denen können wir jetzt schon ein wenig helfen und ihnen raten. Wir wissen schon, daß das bei uns nicht unbedingt endgültig vorbei ist, daß unser Sohn vielleicht wieder einmal eine Krise hat, aber es geht doch viel besser jetzt.

Wie empfinden Sie die Soteria im Vergleich zur Klinik?

Frau B.: In einer Klinik war das ganz schlimm. Unsere Tochter schrie nur, sie konnte nicht mehr sprechen, und die Tagesärztin verlangte die ganze Zeit eine Unterschrift von ihr, hielt ihr einen Zettel hin. Als ich dann etwas sagte, hieß es nur: »Sie habe ich nicht gefragt.« Sie redete die ganze Zeit auf unsere Tochter ein, dabei konnte diese gar nichts mehr aufnehmen. Wir mußten eine Ewigkeit warten, dabei hatten wir zuhause einen Lehrling, der das Mittagessen wollte. Dieses Aufnahmegespräch mit dieser Ärztin, ich glaube, das war das Schlimmste, was wir je erlebten. Als sie dann einmal in eine andere Klinik kam, ging eine Betreuerin von der Soteria mit, und schon vom ersten Tag an ging dort alles gut.

Herr B.: In einer Klinik verlangten wir einmal ein Gespräch mit dem Arzt. Da hieß es: »Ja, der Arzt ist jetzt in den Ferien, jetzt geht es im Moment nicht.« Das ist sehr schlimm, wenn man nicht besprechen kann, was einen beschäftigt. In der Soteria waren die Gespräche dann auch in Ordnung, wir haben ja auch das Recht, informiert zu werden. Am Anfang wollten die Betreuer in der Soteria die Eltern auch nicht anhören. Sie wollten selbst bestimmen, aber wir kennen ja unsere Kinder. Es ging viel zu lange, bis sie einigermaßen merkten, was für Eigenschaften unsere Tochter hatte.

Frau B.: Ich möchte sagen, das war nicht nur in der Soteria so. Das war überall so. Seit sieben Jahren besteht ja die Angehörigen-Selbsthilfe. Seither hat sich vieles geändert für die Angehörigen. Diese stehen nicht mehr so im Abseits und verstehen jetzt auch besser, worum es geht.

Haben Sie Neues erfahren durch den Kontakt mit den Soteriabetreuern?

Frau A.: Da war ein deutscher Arzt, der klärte mich ganz genau und sehr nett über die Krankheit meiner Tochter auf. Das hatte ich bei der ersten Krise nie erfahren.

Frau B.: In der Klinik haben wir gefragt, aber da sagte man uns, das können sie selber nicht sagen, manchmal nicht einmal die Ärzte.

Herr B.: Also, ich finde das ganz schlimm. Wenn jemand den Fuß gebrochen hat, dann weiß man, das geht so und so lange, aber das wird heilen. Krankheiten wie diese hier können 14 Tage dauern, aber auch viel länger, und das ist belastend. Wir hätten eben noch viel mehr wissen wollen.

Frau C.: Ich habe schon das Gefühl, daß wir hier in der Soteria am meisten erfahren haben. Vorher waren wir einmal bei einem Kinderpsychiater. Dort fühlte ich mich gar nicht wohl. Es kam mir immer so vor, als wisse dieser Herr alles, sage aber gar nichts. Es war ein unangenehmes Gefühl: Warum sagt mir niemand etwas? Oder warum kann man mir nicht mehr sagen? Mit der Zeit begreift man das dann selber ein bißchen. – Aber hier in der Soteria habe ich schon am meisten erfahren. Von dem Moment an, als unsere Tochter in der Soteria war, hatte ich das Gefühl, daß das ganze Leben hier natürlicher war. Ich selber konnte wieder mehr Vertrauen fassen. Das half mir auch, Geduld zu üben. Schwierig ist es aber schon, weil man nie weiß, ob die Krankheit zurückkehrt und wie lange das alles dauert.

Herr D.: Man ist allgemein schlecht orientiert über diese Krankheiten. Viele Leute wissen überhaupt nicht, daß es so etwas gibt. Die lächeln vielleicht noch und haben keine Ahnung. Die können das nicht begreifen. Man sieht eben kein Gipsbein oder so etwas. Was mich persönlich auch sehr interessierte: Was darf man fordern oder woran kann man erkennen, daß jemand in eine solche Krise kommt? Eine gewisse Angst besteht doch, daß diese Krankheit eines Tages wieder ausbrechen kann.

Frau A.: Ja, das weiß man eben nicht. Seit 1 1/2 Jahren geht es unserer Tochter sehr gut. Es geht alles wunderbar. Die Soteria hat auch mir sehr viel gegeben. Ich kam noch längere Zeit hierher zu den Angehörigenabenden mit Herrn Prof. Ciompi. Wir konnten jeweils ein Thema wählen, worüber gesprochen wurde. Das hat mir viel gebracht. Das fand ich sehr gut.

Haben noch andere an diesen Angehörigenabenden teilgenommen?

Frau B.: Wir gingen lange hin. Doch als unsere Tochter dann in der Klinik war, verzichteten wir darauf. Es war im Grunde immer das gleiche. Wir waren die Ältesten und hatten das alles x-mal gehört. Aber am Anfang ist diese Betreuung sehr gut. Das sollten sie weiter machen, das sollte ja nicht fallen gelassen werden. Man meint immer, man sei ein Einzelfall, und dann trifft man sich mit anderen, die ähnliche Probleme haben. Das nimmt etwas die Angst, man denkt: Ja, man ist ja nicht alleine. Unserer Tochter geht es jetzt relativ gut. Dann denken wir oft an die neuen Fälle: Diese armen

Leute, wieviel haben die noch durchzustehen. Bei uns ist es durchgestanden. Zu so einem Tief sollte es nicht mehr kommen. Ja, heute kann ich sogar anderen Eltern helfen, wir haben in unserem Städtchen eine Gruppe. Ich bin im Vorstand und bekomme viele Anrufe. In zwei Stunden kann ich jemanden beruhigen, aber ich selber bin dann total leer. Erledigt.

Was haben Sie für einen Eindruck: Was wirkt bei dieser Behandlung in der Soteria?

Frau C.: Vorhin ist mir etwas in den Sinn gekommen: Herr B. sagte, wir alle würden ja unsere Kinder besser kennen. Das stimmt schon, aber mir war es sehr wichtig, daß jemand da war, der meine Tochter nicht kannte. Also nicht immer schon alles im voraus wußte. Einmal erzählte mir meine Tochter von einer Betreuerin in der Soteria, die sei wie ich. Aber nach einem Streit mit ihr fand sie dann doch, sie habe eben nicht genauso reagiert wie ich. Es sei zwar ähnlich wie zuhause, aber doch anders. Das fand ich gut, daß so eingefahrene Verhaltensmuster durchbrochen werden konnten.

Herr D.: Ich finde z.B. auch gut, daß sie mal einen Teller zu Boden schmeißen dürfen. Das geht kaputt und macht Lärm. Aber man toleriert das, Aggressionen dürfen auch gezeigt werden. Das haben wir auch gelernt, das sei ein gutes Zeichen. Nicht daß ich jetzt zuhause damit beginnen möchte...(Gelächter).

Frau A.: Ja, wenn sie spüren, ich bin noch frei, ich bin unter keinem Zwang. Meine Tochter spürte das, sie brauchte die Freiheit. Sie konnte ja schon bald ausgehen. Das ist schon enorm: kein Zwang, keine Befehle.

Herr D.: Die Betreuer sind ja auch aus verschiedenen Berufen, es sind nicht nur psychiatrisch geschulte Leute. Ich finde, das gibt eine Möglichkeit, Beziehungen aufzubauen, die nicht so den klinischen Anstrich haben. Das ist das Hauptkennzeichen der Soteria. Die Beziehungen zur eigenen Familie sind festgefahren, starr. Ich glaube, die Patienten können sich so wieder neu erfahren, zusammen mit den Betreuern und auch mit den anderen Patienten. Wenn ich erkranken würde, zöge ich die Soteria einer Klinik vor, ich finde die Chancen sind größer.

Frau C.: Ich möchte noch etwas sagen, was meiner Tochter geholfen hat. Ich selber bin eine Mutter, die viel Angst hatte, ich wollte immer alles gut machen, und ich gab sehr viel von mir. Durch mein Gefühl des Eingeengtseins zu Hause konnte ich aber meiner Tochter auch einiges nicht weitergeben. Dadurch hat sie wohl verschiedenes nicht gelernt. Mir ist erst in der letzten Zeit bewußt geworden, wie schwer es mir fiel, Grenzen zu setzen. Die Betreuer sagten mir: »Wir versuchen, Ihrer Tochter einen Rahmen zu geben, in welchem sie sich bewegen kann.« Ich fand das sehr gut. Genau das war in unserer Familie schwierig: daß unsere Tochter einen Rahmen hatte. Da war eine Mutter, die fast immer flüchtete; das Feld war dadurch viel zu groß. Daß unsere Tochter bei all diesen Problemen innerhalb der Familie eine große Unsicherheit empfand, ist mir heute bewußt. Ich finde, sie konnte hier in der Soteria Neues lernen in einem natürlichen Rahmen.

Es gibt relativ viele Betreuer – hatten Sie vor allem Kontakt zu den jeweiligen Bezugspersonen?

Herr B.: Ja, bei uns war das so. Wir wurden jeweils von den Bezugspersonen informiert und hatten auch mit diesen unsere Zusammenkünfte.

Frau C.: Wir hatten auch am meisten Kontakt zur Bezugsperson. Manchmal war auch jemand anderes da. So hatten wir eigentlich mit verschiedenen Personen Kontakt. Ich fand das sehr interessant, für mich wie für unsere Tochter. Ich staunte, wie sie diese Leute alle mochte, obwohl sie zum Teil sehr unterschiedlich waren. Auch für mich war das gut. Einmal hatten meine Tochter und ich eine Meinungsverschiedenheit, die Betreuerin stand dabei, und ich hatte das Gefühl, diese Frau kennt diese Situation, sie ist gleich alt wie ich, sie hat auch Kinder. Sie sagte dann einfach: »So, jetzt hört doch endlich auf!« Das tat so gut: so normal, nichts Medizinisches. Ich fand alles sehr positiv. Ich staunte auch oft über junge Betreuer, wie viel Erfahrung die hatten und wie die manchmal ganz anders mit den Leuten umgingen, als ich es bis dahin kannte, und mich auf Dinge aufmerksam machten, die ich nicht gesehen oder bemerkt hatte. Mir hat das alles sehr geholfen.

In der Soteria hat man ja eigentlich wenig mit Ärzten zu tun oder mit Psychotherapeuten, sondern vor allem mit Betreuern, die zum Teil aus ganz anderen Berufsfeldern kommen. Wie war das für Sie?

Frau A.: Für mich war das gut. Ich wußte ja, an wen ich mich wenden konnte, und ein Arzt ist ja auch da.

Frau D.: Wir fanden das auch gut. Eine Klinik ist viel unnahbarer, hier fühlte man sich einbezogen, es wurde mit uns geredet. Sie riefen mich auch an und teilten mit, wie es ging. Die ersten drei Tage gingen wir nicht hin. Wir fanden das besser. Wir sprachen uns ab mit den Betreuern. Wir waren sehr dankbar.

Herr D.: Ich finde es gut, daß da keine alten Betreuer sind, sondern junge oder relativ junge. Weil sie jung sind, haben die Patienten und Patientinnen auch Vertrauen, sie duzen einander, das ist nicht Frau sowieso. Die Jungen sind heute anders als wir seinerzeit. Ich glaube, das ist auch gut. Sie können untereinander diskutieren.

Wie ist das eigentlich für Sie, wenn man im Zusammenhang mit der Soteria die Bezeichnung Schizophrenie oder junge Schizophrene braucht?

Herr D.: Es stört, das muß ich ehrlich zugeben. Aber je länger man sich mit dieser Krankheit befaßt, ist sie eine Krankheit wie jede andere auch. Aber der Begriff stößt ab.

Frau B.: Und doch muß die Krankheit beim Namen genannt werden. Wenn das verheimlicht wird, kommen die Medien, und die verstehen das ja nicht. So aber, wenn man offen dazu steht, kommt das Verständnis dafür mehr unter die Leute. Für die Familie ist es auch sehr wichtig, daß sie dazu stehen kann. Die Angehörigen wie die Kranken fühlen das. Wir haben das so oft erfahren.

Da ist natürlich ein Unterschied. Sie haben heute eine achtjährige Krankheitserfahrung mit Ihrer Tochter. Andere erleben vielleicht nur eine Krise während eines Monats, und beides läuft unter demselben Namen.

Herr D.: Ich begreife jedenfalls, wenn sich die Bewohner und Bewohnerinnen daran stören.

Frau D.: Unsere Tochter hat das auch gestört. Sie kannte jemanden, der auch dort gewesen war. Sie war ganz entsetzt: Du Mama, hast du das gewußt?

Frau B.: Unsere hat es nicht gestört.

Frau C.: Die Adresse der Soteria war bei uns in der Versenkung. Wir holten sie lange nicht hervor, das hat sicher mit der Bezeichnung der Wohngemeinschaft zu tun. Am Anfang möchte man das wegschieben. Ich finde, das ist ein Wort, welches erschreckt. Man kann nicht einfach darüber sprechen, auch in der Verwandtschaft nicht. Wir sind in unserem Dorf sehr exponiert. Meine Eltern z.B. können noch heute nicht dazu stehen. Sie fragten lange Zeit nicht einmal, wie es unserer Tochter ginge. Das muß man erlebt haben! Oder wenn der eigene Vater sagt: »Du trägst die Schuld, du hast sie zu stark verwöhnt. Die hätte eben arbeiten sollen.« Solche Dinge! Die Benennung der Krankheit ist immer noch wie ein Gespenst.

Frau B.: Am Anfang, wenn es einen selber betrifft, fühlt man sich sehr alleine. Aber habt Ihr mit Euren Nachbarn und Bekannten auch darüber gesprochen? Ich selber, ich habe von Anfang an offen gesagt, sie sei krank, sie habe das und das. Ich sage Euch, was wir da nachher alles gehört haben! Plötzlich sahen wir, daß wir gar nicht alleine dastanden, die haben ja auch alle ihre Sorgen. Da treten sie dann an den Tag.

Frau A.: Ich selber spreche immer noch nicht darüber. Ich finde, das ist ein Schutz für meine Tochter. Wenn jemand einmal abgestempelt ist, dann bleibt er es. Wie gesagt, meine Tochter ist ja noch privilegiert, sie befand sich nur zweimal in einer Krise.

Frau D.: Wir selber haben natürlich immer noch die Hoffnung auf eine totale Heilung. Aber wenn man diese Hoffnung nicht hat, dann ist alles verloren.

Herr D.: Ich finde es hart, daß dieses Wort so gebraucht wird. Wenn ich die heutige Zeit bedenke: Zu einer Putzfrau sagt man schließlich auch nicht mehr Putzfrau, das ist eine Raumpflegerin. Ich würde dafür plädieren, daß man diesen abwertenden Begriff ersetzt.

Haben Sie noch andere Anliegen?

Frau B.: Man sollte diese Krankheit der Gesellschaft näherbringen können. Man müßte Verständnis dafür wecken, auch in der Regierung und überall. Unsere Erfahrungen haben uns gezeigt: Wenn man dazu stehen kann, ist alles viel besser.

Herr B.: Schade ist, daß die guten Betreuer und Betreuerinnen in der Soteria, die wirklichen Stützen, dann weggegangen sind. Ich würde diesen Beruf sicher auch nicht ein Leben lang aushalten. Es ist zu begreifen, daß sie weggehen. Viele nehmen die Probleme sicher nach anstrengenden 48 Stunden auch mit in den Alltag, nicht alle können die Türe hinter sich schließen und sagen, so jetzt bin ich frei. Ich begreife, daß sie nach einer gewissen Zeit weggehen.

Herr D.: Ich bewundere alle diese Leute. Wenn wir sie nicht hätten, wer würde die Arbeit verrichten? Das muß man anerkennen. Es sind nicht alle gleich talentiert dazu, aber das ist überall so, viele machen ihre Arbeit super, andere können einfach nicht mehr erbringen. Also demjenigen, der diese Stiftung gegründet hat, dem sind wir jedenfalls dankbar.

»Im weichen Zimmer wird irgendwie alles direkter.«

Hartwig Hansen, Klaus Nouvertné und Elisabeth Aebi stellen Fragen an:
Brigitte Ambühl, Oberärztin;
Thomas Derungs, Psychiatriepfleger;
Christine Huber, Psychiatrieschwester;
Kathrin Lehmann, Schriftsetzerin;
Heidi Kronenberg, Krankenschwester;
Gianni Python, Psychiatriepfleger
und Brigitt Wymann Böni, Ergotherapeutin.

Die Einleitungstexte schrieb Elisabeth Aebi.

Der Mythos

Auf Vorstellungsreisen fällt immer wieder auf, welch große Erwartungen und Ansprüche an das Soteria-Projekt gestellt werden. In Deutschland ist dies am deutlichsten; man sucht in der Ferne etwas Besonderes. Wie gehen Sie damit um? Sagen Sie: Wir müssen uns positiv darstellen im Sinne von 'Bei uns funktioniert es, das Konzept geht auf'? Oder ist das Team einhellig der Meinung, daß das Geschehen nach außen auch kritisch dargestellt werden muß?

Das hängt sehr stark vom einzelnen Betreuer oder der einzelnen Betreuerin ab. Zum Beispiel war Christine einige Male in Deutschland und sprach dort ganz kritisch von unserem Projekt. Sie war keine, die euphorisch daherredet, und es erstaunt mich, daß sich der Mythos dann trotzdem so hartnäckig hält.

Ihr Projekt hat eine wichtige Alibi-Funktion für Deutschland, um in der Psychiatrie bei uns nichts zu ändern, um den Arbeitsalltag zu ertragen. Man muß dann nicht heute schon über erforderliche Änderungen in den Akutstationen nachdenken. Viele Ärzte argumentieren: Wir bräuchten schon die Bedingungen der Soteria, alles andere wären ja nur Kompromisse. Daß aber die Akutstationen mit ihren institutionellen Möglichkeiten heute schon anders geführt werden könnten, wird kaum diskutiert.
Es gilt also: Lieber in die Ferne schweifen, bei uns ist nichts zu greifen? Fakt ist: Es gibt keine zweite Soteria. Warum?

Sicher einmal wegen der Finanzen. Ich habe engagierte Leute kennengelernt, die eine zweite Soteria eröffnen wollten. Aber es fehlte am Geld.

Eine weitere Voraussetzung ist eine Figur, die das wirklich in die Hand nimmt und mit so einem Feuer wie Ciompi vorantreibt, der auch einen Namen hat und es zustande bringt, daß ihm eine Million geschenkt wird. Das braucht es für den Anfang. Ich erinnere mich aber auch an die ersten Monate, als uns ein Kredit abgesprochen wurde. Da sah ich schon das Ende. Wir wußten nicht, ob wir unseren Lohn noch bekommen würden. Ohne unsere tolle Verwalterin, die sich immer um das Geld gekümmert hat, hätte es nie geklappt. Das muß man auch mal sagen.

Hier hätte Ciompi allein nicht gereicht ?

Nein, bestimmt nicht. Und wir hatten die Kraft auch nicht, uns zu wehren. Wir waren zu beschäftigt mit den Bewohnern. Leute für den Start findet man immer, aber es muß sich auch jemand verläßlich um die Löhne und das Haus kümmern.

Eitle Psychiater, die ein solches Projekt durchziehen könnten, gibt es in Deutschland jede Menge. Aber die Ansprüche sind höher gehängt. Es geht bis hin zu Katschnigs Entwurf der 5-Sterne-Soteria, wobei die Ihre als einzige Soteria einen Stern verpaßt bekommen hat.
Die 5-Sterne-Soteria ist die, die in der Region, eingebunden in die

Pflichtversorgung, die ganze Akutpsychiatrie auf den Kopf stellt, also eine andere Akut-Psychiatrie als Regelbehandlungsangebot entwickelt.

Wir sind meilenweit davon entfernt. Zu Beginn hatten wir vielleicht noch diesen Anspruch. Aber mittlerweile sind wir nüchterner geworden.

Das weiche Zimmer

Das weiche Zimmer ist das Herzstück der Soteria. Fragt man etwa die Betreuer und Betreuerinnen: »Was fällt Euch spontan zur Soteria ein?«, so erhält man zur Antwort:

Das weiche Zimmer. Diese Nähe, das enge Zusammensein mit den Leuten, diese extrem verrückte Zeit. Dann das ganze Erdgeschoß mit der Küche und dem Garten, wo ich viele schöne Momente erlebt habe. Und die intensive Beziehung zu den Betreuern und Bewohnern. Das gab mir immer ein Gefühl der Wärme. Den oberen Teil des Hauses habe ich ganz deutlich als unheimlich und dunkel in Erinnerung. Da oben waren die Leute manchmal noch psychotisch, aber schon nicht mehr so nahe. Das ist das Kalte, das Unbefriedigende für mich, daß es nicht gelang, die Wärme aus dem weichen Zimmer hinauszutragen ins ganze Haus, in das weitere Zusammenleben.

Mit dem weichen Zimmer wollt Ihr ja die Leute vor verwirrenden Reizen schützen. Zwar ist man da drin nicht dem ganzen Wohngemeinschaftsbetrieb ausgesetzt, andererseits kann die große Nähe zu den Betreuern doch auch aufreizend sein. Wie erlebt Ihr das?

Grundsätzlich scheint mir das weiche Zimmer eine Reizabschirmung. Ich habe das oft ganz erstaunlich gefunden, wenn ich mit jemandem, der komplett durcheinander war, dort hineingegangen bin, und nach zwei bis drei Stunden ist eine Ruhe eingetreten. Dafür ist bestimmt einmal die Ausschaltung von unnötigen Reizen verantwortlich. Leute in einer psychotischen Phase reagieren ja stark auf Objekte. Irgendwelche Stühle, Bänke, Schränke erhalten eine Bedeutung. Und wenn das fehlt, kann es im Moment erleichternd sein. Der Aspekt der Nähe ist eine ungelöstes Problem. Nähe kann tatsächlich unterstützend *und* angstmachend sein, manchmal beides zur selben Zeit. Es kommt sehr auf die Feinfühligkeit der Betreuer an, ob sie merken, wann es zu nah wird für das Gegenüber. Dann kann man sich etwa einfach in die andere Ecke setzen im weichen Zimmer, einfach da sein, ohne aktiv zu kommunizieren. Diese Möglichkeit habe ich oft genutzt, habe etwas für mich gelesen oder gestrickt. Auch sprechen kann man mal eher im Stil des 'small talks'. Man kann nicht 24 Stunden am Tag intensiv auf einen Menschen eingehen.

Was macht Ihr im weichen Zimmer, oder besser: was geschieht da?

In erster Linie geht es ums Präsent-Sein, einfach dabei sein, bereit sein, wenn etwas kommt, wenn der Bewohner etwas will oder sich auf irgendeine Art ausdrückt. Ich führe Gespräche, das liegt mir, aber ich mache auch Massage oder einfach Berührungen, jemandem die Hand halten, die Hand auf die Schulter legen oder über den Kopf streicheln. Es ist gut möglich, psychotische Leute zu berühren. Es muß einfach eine klare Berührung sein. Es darf nichts Erotisch-Sexuelles sein. Man muß da den Unterschied selbst deutlich spüren, dann kann man das auch vermitteln. Es kommt da ganz klar auf die Haltung der Betreuer und Betreuerinnnen an. Manchmal schreiben wir uns auch im weichen Zimmer, hin und her, vor allem wenn jemand nicht spricht. Das ist ganz interessant und funktioniert gut. Oder wir malen und betrachten dann gemeinsam die Bilder.

Ich habe auch stundenlang geschwiegen im weichen Zimmer, fast tagelang, möchte ich sagen. Das ist das Tolle, daß man einfach Zeit hat, acht Stunden oder länger im Zimmer zu sein und zu schweigen. Man kann ja dann morgen oder übermorgen etwas sagen.

Ich werde oft auch müde im weichen Zimmer. Da ist jemand, der pausenlos spricht, und ich habe keinen Einfluß darauf. Das ist wie ein Radio ohne Knöpfe, es wird einfach geredet und geredet und geredet, und man wird müd und müder. Wahrscheinlich ist das auch eine Art, mit der Belastung umzugehen.

Die Konflikte treten viel klarer zu Tage im weichen Zimmer. Wenn einer nur von dem spricht, was ihn beschäftigt oder wenn er wütend ist, so kommt das noch viel geballter daher. Es wird eigentlich schnell deutlich, wo die Probleme liegen. Im weichen Zimmer wird irgendwie alles direkter.

Bei dem, was im weichen Zimmer vor sich geht, erlebe ich viel konkretere Konfrontation, also Konflikte, die ich dann mit diesem Menschen austragen muß, denen ich mich zu stellen habe.

Was machen die Leute so im weichen Zimmer?

»Umhertigern«, von einer Ecke in die andere gehen, auch hinaus wollen sie, hinausschauen, an der Türe riegeln, das hat es sehr viel gegeben. Manchmal haben sie einfach Turnübungen gemacht und gesprochen, oft halt in einer besonderen Art.

Mir ist eine Geschichte in Erinnerung: Ganz am Anfang hatten wir, warum auch immer – hinterher kann man es fast nicht mehr verstehen – im weichen Zimmer so einen alten Perserteppich, so mit Ornamenten darauf. Ein Bewohner tanzte einmal eine Zeitlang auf diesem Teppich herum, d.h. er hat Verrenkungen gemacht, so wie ein Mime, ein Pantomime. Er hat dazu etwas gemurmelt, ich habe nichts verstanden. Viel, viel später hat er mir erklärt, was dort los gewesen war: In der Mitte von diesem Teppich gab es einen blauen Punkt, und er hatte das Gefühl, das sei das Wasser und der ganze Teppich sei die Welt, und weil die Welt sich nicht drehte, habe er sich um diese Erde drehen müssen. Das war dieser Tanz, er hat sich um die Welt drehen müssen. Dann war in der Mitte das Wasser, und er hat sich immer überlegt: Muß ich mich jetzt umbringen oder nicht, da ist ja Wasser; muß ich mich also in das Wasser stürzen oder nicht? Und plötzlich habe er gefunden, nein, er müsse nicht.

Ich fand das eine so eindrückliche Geschichte. In der akuten Psychose gibt es ja oft eine Existenzfrage: »Darf ich leben oder nicht?«, was sich z.B. ausdrückt im Nicht-mehr-Essen. Er ist damals auch in einer Phase gewesen, wo er fast nichts gegessen hat. In der gleichen Zeit gab es noch Probleme mit dem Essen: Wir haben ja keinen Tisch im weichen Zimmer, wir haben am Boden gegessen, den Teller auf den Boden gestellt, und da hat er gegessen wie ein Hund. Später sagte er mir, als Hund dürfe er essen, als Mensch nicht, also hat er wie ein Hund essen müssen. Das andere war eine zweistündige Diskussion über Käsebrot und Marmeladebrot, was er nun zuerst essen solle; Käsebrot ohne Marmelade sei ja Käse ohne, und nachher ich ohne meine Freundin, ich ohne meine Mutter, dann wieder mit Marmelade, das ist mit Freundin, aber ohne Käse, also es hat dann einen Käsesalat beziehungsweise Wortsalat gegeben, es sind dann mit der Zeit wichtige Fragen gekommen, welche wir schließlich besprechen konnten, über seine Beziehung zu seiner Freundin.

Was ich damals für mich auch gelernt habe, war, daß ich nicht fragen durfte: »Da ist ein Käsebrot und ein Marmeladebrot. Willst du zuerst Käse oder Marmelade?« Wenn ich wollte, daß jemand aß, dann mußte ich klar sagen: »Iß jetzt!«

Ja, gegessen haben sie oft nicht mehr, die Leute. Was es auch gab, war, daß manche einfach auf den Boden urinierten, halt wie als ganz kleine Kinder. Dann sind wir mit den Leuten auch zur Dusche gegangen oder haben jemanden gebadet. Manchmal haben wir das eher therapeutisch eingesetzt, weil es den Leuten gut tat, dann wieder ging es in erster Linie ums Waschen, daß wir sagen mußten: »Jetzt kommst du mit ins Bad und wäschst dich, ich halte das nicht mehr aus.« Das war manchmal eine Tortur, weil sie sehr Angst haben können vor Wasser.

Das weiche Zimmer ist manchmal natürlich für die Leute auch ein anderes Zimmer geworden, es konnte ein eigenes Zimmer zu Hause sein oder das Wohnzimmer zu Hause oder der Arbeitsplatz oder was auch immer; es konnte sich auch immer in einen anderen Raum verwandeln.

Dann gab es Wutausbrüche, mehr oder weniger massive. Oder: ein Mann wollte sich selbst verletzen, den Kopf an die Wand schlagen oder an sich herumschneiden, Pickel abkratzen, bis es blutet; solche Sachen hat es auch viel gegeben, daß sie sich selbst verletzt haben. Oder wenn zum Beispiel irgend eine Tasche mit ihren Sachen im weichen Zimmer war, so durfte man die unter gar keinen Umständen herausnehmen oder irgendwie zum Waschen geben. Es war ganz wichtig, etwas Persönliches zu haben. Kleine Kinder haben ja manchmal auch den Wunsch, etwas nie zu waschen, damit es immer nach ihnen oder immer nach Mama riecht oder was auch immer.

Mir ist wichtig, daß man einfach da ist, einen langen Atem hat, daß man zu erkennen versucht, was der andere braucht, ob man ihn in Ruhe lassen oder konfrontieren soll.

Was heißt konfrontieren?

Wenn einer zum Beispiel dauernd den Kopfhörer aufsetzt und sich unter der Decke verkriecht, sich tagelang nicht wäscht und das Essen verweigert, dann heißt konfrontieren, daß ich ihm die Kopfhörer wegnehme und ihm sage, er solle sich waschen, und darauf bestehe, daß er etwas ißt. Das macht auch Angst, denn natürlich wird etwas geschehen, wenn ich eingreife.

Manchmal kann man nur durch Konfrontation erreichen, daß sich irgend etwas tut: Den Walkman wegnehmen zum Beispiel. Wenn ich merkte, daß sich jemand so versteckte und verlor, daß er das vielleicht zu Hause schon wochenlang gemacht hatte, etwa um Stimmen zu übertönen, dann kam die Angst, wenn ich die Musik abstellte. Es kamen körperliche Schmerzen, das Licht störte etc., und er begann zu erzählen, was in ihm vorging.

Wie lange Zeit am Stück bliebt Ihr im weichen Zimmer?

Es konnte schon mal eine Nacht dauern oder sogar eine Nacht und einen Tag und länger, ohne daß man richtig herauskam, zum

Beispiel wenn der Kollege, mit dem ich gerade arbeitete, da drin nicht gut zurecht kam und es mir leichter ging. Manchmal war es auch umgekehrt.

Lange im weichen Zimmer zu sein, war für mich weniger schlimm, wenn es mit dem Bewohner klappte, als eine halbe Stunde drin zu bleiben, wenn es nicht lief. Das war furchtbar.

Also es hat wohl Dienste gegeben, da bin ich fast die ganze Zeit im weichen Zimmer gewesen. In der Regel wechseln wir uns aber ab nach zwei bis drei Stunden. Danach braucht man etwa gleich lang, um sich zu erholen und wieder für zwei bis drei Stunden hineingehen zu können. Und dann natürlich die Nächte, die acht Stunden dauern.

Die Angst

In der Soteria ist man auch immer mit Angst konfrontiert. Da ist einmal die oft existentielle Angst der Bewohner und Bewohnerinnen in der akuten Psychose, da sind aber auch die Ängste der Betreuer und Betreuerinnen vor oder um die Bewohner und Bewohnerinnen.
Wie erleben Sie die Ängste der Bewohnerinnen und Bewohner?

Sehr massiv. Manche haben in ihrem Wahn sehr viel Angst, das war bei jedem anders, etwa wegen Schlangen oder wegen des Raumes, wegen der Stimmen und Bilder, die sie verfolgten. Und dann haben sie auch sehr viel Angst untereinander, z.B. daß jemand ins eigene Zimmer kommen könnte.

Das hängt sehr davon ab, wie sie ihre Ängste ausdrücken. Die einen zogen sich zurück, waren uns und der ganzen Welt gegenüber mißtrauisch, andere drückten ihre Ängste in Aggressionen aus, demolierten Möbel, schlugen Scheiben ein oder liefen einfach davon, und wieder andere wichen den ganzen Tag nicht von mir aus Angst, es könne ihnen sonst etwas zustoßen.

Und wie ist es mit Ihren eigenen Ängsten in der Soteria?

Ich habe oft Angst gehabt in verschiedenen Situationen. Wenn jemand, den wir nicht im weichen Zimmer hatten, suizidal war und plötzlich nicht aufzufinden war. Ich hatte eigentlich dauernd eine latente Angst, ich könnte jemanden antreffen, der sich umgebracht hatte. Im weichen Zimmer hatte ich immer mehr Angst vor Männern als vor Frauen, die paranoid waren und mich in ihr Wahnsystem miteinbezogen hatten. Dann bin ich auch einmal sehr ernsthaft angegriffen worden, was in mir eine Angst zurückließ, die ich vorher in diesem Ausmaß nicht gekannt hatte. Das war ein Mann, der gedacht hatte, ich wolle ihn vergiften. Beim Mittagstisch hatte ich den Sirup auf den Tisch gestellt mit der Bemerkung, ich sei nicht sicher, ob ich das Maß getroffen hätte: das Verhältnis von Sirup und Wasser, meinte ich, und er die Giftmischung.

Erhalten Sie von Ihren Kollegen Unterstützung,
oder ist man alleine mit seiner Angst?

Das ist sehr unterschiedlich. Das hängt bei mir stark vom jeweiligen Betreuer ab, mit dem ich gerade Dienst habe. Nicht nur, daß mir die einen mehr Sicherheit vermitteln als die andern, ich kann auch nicht allen gegenüber offen über meine Ängste sprechen.

Sagen Sie den Bewohnern und Bewohnerinnen,
wenn Sie Angst um sie haben oder wenn Ihnen jemand Angst macht?

Das kommt schon vor. Allerdings kann ich besser sagen »ich habe Angst um dich, Angst, daß du dir was antust, deshalb laß ich dich nicht alleine raus«, als daß ich jemandem sage »ich habe Angst vor dir«. Das bespreche ich dann lieber mit einem Kollegen. Damals jedoch, als mich dieser eine Bewohner angriff, habe ich ihm gesagt: »Ich habe Angst vor dir«, und das war gut.

Welche Angst ist größer, daß sich jemand umbringt
oder daß Sie jemand attackiert?

Die Angst ist viel größer, daß sich jemand umbringt.

Mir kommt da eine Frau in den Sinn. Ich habe immer gesagt, sie inszeniere so wunderschöne Dramen, so hochaufgeregt mit Suiziddrohungen: »Sofort ein Gespräch, sonst geht überhaupt nichts mehr.« Da kam sie einmal zurück aus der Stadt, sah mich und lief an mir vorbei. Ich begrüßte sie noch, dann läutete das Telefon. Ich nahm den Hörer ab, und sie war am Apparat. Ich sagte ihr: »Ich bin im Wohnzimmer. Du kannst kommen.« Nein, sie wollte mit mir am Telefon sprechen. Ich sagte: »Nein, das mache ich nicht«, weil ich annahm, sie sei im Gang vor dem Wohnzimmer und telefonierte mit mir. Sie hängte auf und lief dann schreiend durchs Haus, in ihr Zimmer. Nach einer halbe Stunde ging ich dann rauf und klopfte an. Sie drohte mit Suizid und daß sie sämtliches Vertrauen in mich verloren hätte. Sie hatte die Tür mit einem Büchergestell und einer Kommode verbarrikadiert und stieß gleichzeitig weitere Suiziddrohungen aus. Das Dramatische für mich war: Ich konnte nie so recht abschätzen, wann macht sie's, und was ist Inszenierung? Ich sagte ihr, ich würde die Tür einrennen. Dann rannte ich die Türe ein, und Büchergestell und Kommode flogen durchs Zimmer. Das Büchergestell donnerte ihr knapp neben dem Bein herunter. Ihre erste Reaktion: »Da hast du ja Glück gehabt, ich hätte mir das Bein brechen können.« Ich verlangte von ihr, sie solle runterkommen ins Wohnzimmer, weil ich eben nicht sicher war, was sie vorhatte. Nach langem Hin und Her – das war fast endlos – kam sie dann runter. Es dauerte fast einen ganzen Tag, den Konflikt zu bereinigen. Sie weinte, tobte, kündigte mir und der Soteria und wollte schließlich am Nachmittag austreten. Um vier war sie dann im Wohnzimmer neben mir und las ruhig in einem Buch. Sie sagte dann auf einmal zu mir, der einzige Vorteil in der Soteria sei der, daß man so gute Autorinnen und Autoren kennenlerne. Das sei wirklich ein Plus.

Im »weichen Zimmer« wußte ich, daß es nicht mehr klappt, wenn ich vor jemandem Angst habe, dann muß ich weg. Die Bewohner merken das, und man steigert sich gegenseitig immer mehr in eine Angst hinein. Einmal ist es mir so ergangen, da mußte ich Hilfe holen. Als wir dann zu dritt zusammen im Zimmer waren, konnte ich über meine Angst sprechen.

Im »weichen Zimmer« war es eigentlich nur die Angst, angegriffen zu werden, dort war die Situation klar. Aber wenn man oben im Haus schlief, wußte man eigentlich nie, was alles geschehen konnte, diese latente Angst war eigentlich immer da und zehrte an den Nerven.

Die Medikamente

Medikamente, namentlich Neuroleptika, haben einen zentralen Stellenwert in der Schizophreniebehandlung. Ihr Einsatz wird allerdings zunehmend kritisch beurteilt. Ihre Wirkung hat sich als nicht so durchschlagend herausgestellt, wie anfangs erhofft wurde. Ihre unerwünschten Nebenwirkungen hingegen sind beträchtlich größer als ursprünglich eingeschätzt. In der Soteria wird versucht, möglichst ohne oder mit nur wenig Medikamenten auszukommen, an ihre Stelle eine tragende zwischenmenschliche Begleitung zu setzen.
Was sind eure Erfahrungen diesbezüglich?

Für mich heißt das, daß ich mich sehr tief in die Arbeit einlasse. Vorher in der Klinik hatte man immer diese Erwartungshaltung gegenüber den Ärzten und den Medikamenten. Hier bei uns bleibt nur noch der Mensch. Wenn du im weichen Zimmer bist und psychotische Krisen mit durchmachst, kommst du sehr an deine eigenen Grenzen. Das gibt eine enge Verbindung, und das trägt dann beide, den Bewohner und dich selbst, gemeinsam hindurch.

Wenn Leute in gleichen Situationen mit Medikamenten behandelt wurden, drehte sich alles nur noch um diese Medikamente. Man war eigentlich auf einem Nebengleise, kam nicht zu dem, was sie wirklich bewegte und psychotisch machte. Im weichen Zimmer fällt das weg, da wird alles direkter.

Wenn einer psychotisch zu uns kam, fand ich es immer am besten, einfach mit ihm zu sein oder durchs Haus zu gehen. Man spürte deutlich, ob einer das Haus akzeptierte. Das war oft eindrücklich.

Ich frage mich oft, was eigentlich das Wesentliche ist an der Soteria. Bei manchen Leuten denke ich, daß sie sich nie in die Gemeinschaft einfügen werden, weil sie zu gestört sind. Dann, nach ein paar Tagen, haben sie einen Weg gefunden und fühlen sich geborgen. Vielleicht sind es auch die anderen Bewohner und Bewohnerinnen, die machen, daß man sich angenommen fühlt mit allen Problemen. Das fasziniert mich immer wieder, ohne genau zu wissen, was da wirkt; ich glaube, es ist das Vertrauen.

Der Umgang mit den Medikamenten hat sich über die Jahre verändert. Zu Beginn brauchten wir viel weniger, fast nur stützend in der zweiten und dritten Phase – und auch das mit Vorbehalten. Wir hatten immer irgendwie das Gefühl zu versagen, wenn wir Medikamente geben mußten.

Warum hat sich die Medikamentenpraxis in der Soteria verändert?

Einmal ist wichtig festzustellen, daß wir im Team immer wieder über unsere Erfahrungen, unsere Haltung gegenüber Medikamenten diskutiert haben. Darüber befanden wir uns in einer mehr oder weniger permanenten Auseinandersetzung.

Wir sind zum Teil an unsere Grenzen gestoßen. Wir mußten erkennen, daß wir nicht alles können. Dann kommt dazu, daß nicht jeder Mensch eine solche Art der Behandlung – ohne Medikamente – wünscht.

Zudem nahmen wir natürlich im Verlauf der Jahre eine ganze Anzahl Leute zum zweiten oder dritten Mal auf, die sich dann zum Teil für Medikamente interessierten.

Auch gehen nicht alle Betreuer und Betreuerinnen gleich mit dieser Frage um. Die einen arbeiten mit Medikamenten, immer im Gespräch mit den Betroffenen, damit diese lernen, selbständig damit umzugehen. Andere sind eher direktiv.

Die Veränderung im Umgang mit Medikamenten beurteile ich aber eher als positiv. Am Anfang waren sie verpönt, jetzt sehen wir sie als eine der unterstützenden Möglichkeiten, vielleicht nicht gerade die beste, aber es kann eine sein. Bei den unterschiedlichen Leuten, die zu uns kommen, ist es auch wichtig, unterschiedliche Angebote zu haben.

Die Laien

Die Idee, Laienmitarbeiter und –mitarbeiterinnen einzusetzen, stammt von MOSHER und MENN (s. Literatur). Sie gingen davon aus, daß Nichtprofessionelle, »psychologisch unverbildete« Menschen, unbelastet von Krankheitstheorien, den Psychotikern vorurteilsfreier und persönlicher begegnen können. Sie sind der Ansicht, Fachwissen werde oft zur Angstabwehr eingesetzt und verhindere somit die natürliche Auseinandersetzung zwischen Betreuer und Psychotiker. In der Berner Soteria sollte dieses Element der unverbildeten zwischenmenschlichen Begegnung auch enthalten sein, allerdings nicht in der radikalen Form der ausschließlichen Laienmitarbeit.

Ein Arbeitsgrundsatz der Soteria lautet doch: Eine Hälfte Profis, die andere Hälfte Laien, also in der Psychiatrie unausgebildete Leute. Wie ist das durchzuhalten?

Das Verhältnis ist heute fünf Profis zu vier Laien. Wenn ein Laie geht, wird auch wieder einer dafür eingestellt, das steht dann so im Inserat: Die Sozialpsychiatrische Interessengemeinschaft sucht für ihre therapeutische Wohngemeinschaft Soteria für die Behandlung junger Menschen in einer psychotischen Krise BetreuerIn zu 100%. Gewünscht ist eine abgeschlossene Berufslehre.

Bei uns in Deutschland heißt Laienmitarbeiter meistens, daß diese Leute kein Geld bekommen.

Bei uns nicht. Es bedeutet lediglich, daß keine Ausbildung im jeweiligen Berufsfeld gefordert ist. Die Laien sollen die sogenannte Normalität repräsentieren. Das gilt dann allerdings nur für die erste Zeit. Wenn ein Laie sechs Jahre mitarbeitet, ist er ein Experte im Umgang mit Psychotikern.

Was haben denn die Laien gebracht?

Ich erwartete von den Laien, daß sie etwas in die Soteria bringen, was wir nicht haben. Ich stellte mir vor, daß sie auf ganz natürliche Art und Weise den Leuten begegnen können, unbelastet von irgendwelchem angelernten Wissen. Ich dachte, sie repräsentieren eine Art von Realität, von der wir, die wir schon lange in der Psychiatrie sind, uns weit entfernt haben.

Sie nahmen dann auch viel weniger eine Schonhaltung gegenüber den Bewohnern ein, die wir uns zum Teil angewöhnt hatten, reagierten tatsächlich einfach natürlicher. Andererseits hatte ich manchmal auch das Gefühl, es fehle ihnen an der nötigen Sensibilität. Aber so allgemein läßt sich eigentlich schlecht etwas sagen. Es kommt eben immer sehr auf die jeweiligen Personen an.

Sie haben etwas Leichtes hineingetragen. Sie haben alles viel lockerer genommen und nicht hinter allem den Wahn gesehen.

Eins vergesse ich nie: Ich ging am ersten oder zweiten Tag mit Marc (einem Laienmitarbeiter) durchs Haus, und er sagte spontan: »Schau, die schöne Terrasse da.« Und ich dachte sofort: »Da könnte jemand hinunterspringen.« Genau das ist der Unterschied: Marc dachte ans Sonnenbaden, und ich sah, daß man die Balkontür nicht abschließen konnte.

Sind die Laien dann vorsichtiger geworden, oder haben die Professionellen etwas von ihrer Vorsicht verloren ?

Eine Zeitlang herrschte eine Tendenz der gegenseitigen Angleichung vor. Die Laien brauchten Fremdwörter, und die Profis hatten weniger Angst, wenn ein Bewohner im zweiten Stock schlief.

Was für Schwierigkeiten gab es in der Zusammenarbeit zwischen Laien und Profis?

Manchmal war es mit dem Verteilen von Medikamenten schwierig, weil den Laien die fachlichen Voraussetzungen fehlten. Bei einem sehr kranken Bewohner hatte ich große Angst, weil sie gar nicht merkten, was mit ihm los war, und ihn hinausgehen ließen. Da merkte ich, daß es so nicht weitergehen konnte, daß sie vorsichtiger werden und auch auf uns hören mußten. Nur so kann die Verantwortung auch wirklich von allen getragen werden. Was aber den Fachjargon der Ärzte und der Leute aus der Forschung betraf, war die Gegenwart von Laien sehr gut. Sie fragten in den Sitzungen immer nach, was denn dies oder jenes hieße.

Im allgemeinen geht es aber in der Zusammenarbeit ja auch um persönliche Sympathien.

Können Sie die Veränderung in der Beziehung zwischen Profis und Laien beschreiben?

Ich habe den Eindruck, daß das, was die Laien einbringen, immer mehr verloren geht. Meine eigene Tendenz als Laienmitarbeiterin ging auch Richtung Professionalität. Ich hatte das Gefühl, ich würde mehr Hilfsmittel benötigen und müsse lernen, wie man z.B. ein Gespräch leitet.

Die Forschung

Soteria ist auch ein Forschungsprojekt, das vom Schweizerischen Nationalfonds zur Förderung der wissenschaftlichen Forschung für mehrere Jahre finanziell mitgetragen worden ist. Ziel der Forschung ist es, das Behandlungsangebot der Soteria bezüglich der Krankheitsverläufe und der Behandlungserfolge mit vier Kontrollgruppen aus traditionellen Kliniken zu vergleichen (siehe Anhang).

Grundsätzlich gilt für die Forschung, durch ihre Aktivitäten das Leben in der Wohngruppe so wenig wie möglich zu stören.
Was heißt es für euch, Teil eines Forschungsprojektes zu sein?

Ich glaube, allgemein herrscht bei uns schon das Gefühl vor, daß das, was bei uns passiert, nicht so ohne weiteres erforscht werden kann. Aber abgesehen von diesem Gefühl, arbeiten wir ja mit den Leuten von der Forschung zusammen und beliefern sie mit Informationen. Am Anfang hatten wir schon Bedenken, wie das werden würde mit der Forschung im Haus, ob die uns nun bei allem Vorschriften machen oder dreinreden würden. Deswegen haben wir uns zuerst sehr dagegen gewehrt, und es gab wohl auch Spannungen, aber im Augenblick scheint es mir eigentlich gar nicht so tragisch.

Ich finde, wir sind jetzt auch klarer voneinander abgegrenzt.

Merken die Bewohner und Bewohnerinnen etwas davon, daß es ein Forschungsprojekt ist?

Wir sagen es ihnen. Soteria wird ja auch außerhalb als Forschungsprojekt bekannt gemacht, aber ich glaube nicht, daß es bisher große Auswirkungen hatte für die Leute, außer sie machen irgendwo direkt mit, wie z.B. neulich in einer Gruppe, die ein Nachbetreuungsprogramm entwickelte und sich dazu etwa alle vierzehn Tage traf. Aber sonst merken sie eigentlich nichts.

Die Formulare beim Eintritt fülle ich mit den Leuten zusammen aus; wo es darum geht, wo sie vorher wohnten oder was ihre Vorstellungen über die Dauer dieses Aufenthaltes sind. Das ist ja klar, sie müssen diese Angaben machen. Manchmal gibt es auch ein Interview mit den Angehörigen; davon erfahren sie natürlich.

Ich glaube aber nicht, daß sie das als Belastung empfinden.

Und wie steht es mit der Angst, daß die Forschung zu bestimmend werden könnte für euch?

Die ist jetzt schon kleiner. Die Abgrenzung gegenüber der Forschung ist jetzt klarer. Das hat vielleicht auch damit zu tun, daß wir unseren Stil als Team gefunden haben und daß wir wissen, was wir in der Soteria verwirklichen möchten, wir sind also sicherer als zu Beginn.

Das Ganze braucht jetzt Zeit. Die von der Forschung können die Vorgänge beobachten und auswerten und aufgrund dieser Erkenntnisse könnte man dann schauen, was etwa zu ändern wäre.

Wie sehr seid ihr selber daran interessiert, daß diese Arbeit wissenschaftlich begleitet wird?

Ich bin nicht besonders daran interessiert, weil ich eben glaube, daß es sehr schwierig ist, diese Art von Arbeit und den Stil des Hauses etc. zum Gegenstand der Forschung zu machen. Ich habe das Gefühl, Forschung kann dem nicht gerecht werden.

Ich merke auch, daß wir im Haus und mit einzelnen Bewohnern so viele Fragen und Probleme haben, die uns beschäftigen...

Und das sind nicht dieselben Fragen und Probleme, mit denen sich die Forschung beschäftigt?

Genau. Ich arbeite also nicht in erster Linie wegen der Forschung, sondern wegen des Umganges mit den Menschen. Das von der Forschung läuft nebenher, und ich akzeptiere es einfach.

Ihr seht sie also mehr als notwendiges Übel, aber als eines, das eure Arbeit nicht allzusehr beeinträchtigt.

Ich glaube schon, daß ich mir das mit der Forschung zu Beginn viel schlimmer vorgestellt habe, schon rein von ihrer Präsenz her. Ich fürchtete, daß da dauernd Leute kommen würden und daß unendlich viel Papier zwischen den beiden Häusern hin und her geschoben würde, daß man dauernd schreiben und ausfüllen und etwas liefern müßte...

Diese Angst habe ich eigentlich nicht so sehr gehabt. Ich habe immer gedacht, wenn die mich überfahren wollen, kann ich mich ja wehren...

Vielleicht sind wir halt schon »forschungsgeschädigt«...

Mir scheint, daß die Zusammenarbeit ausgesprochen gut war. Ich hatte immer das Gefühl, daß ich mitreden kann und daß ich mitdenken muß.

Die Frage ist doch, was es den Bewohnern bringt, wenn sie bei uns sind, verglichen mit einem normalen Klinikaufenthalt. Das wüßte ich schon auch gerne. Aber irgendwie meine ich, man müßte es anders anpacken, um das herauszufinden. Vielleicht findet man diese Antwort auch als Nebenprodukt der eigentlichen Forschungsarbeit. Ich bin mir nicht im klaren, was auf diese Art und Weise herauskommen soll.

Der Dienstplan

In der Soteria wird in überlappenden 48-Stunden-Schichten gearbeitet. Idealerweise ist es immer eine Zweierkombination Frau/Mann und Profi/Laie. Nach 24 Stunden wechselt der eine Partner. Dieser Dienstplan drängte sich durch die Arbeit im weichen Zimmer auf: Die Begleitung in der akuten Phase soll möglichst lange durch denselben Betreuer erfolgen können, damit eine zusätzliche Verwirrung durch allzu häufige personelle Wechsel vermieden werden kann..

Hat sich diese Hoffnung erfüllt?

Ich war ja dabei, als wir das mit diesen 48 Stunden planten. Wir haben uns damals einfach überlegt: Was ist das längste, was wir am Stück aushalten? Und das waren einfach zwei Tage und zwei Nächte. Das ist zwar nur eine punktuelle Kontinuität, eigentlich ein Widerspruch in sich. Dennoch: zwei Tage und zwei Nächte lang bin ich also in der Soteria und habe die Möglichkeit, in dieser Zeit eine Beziehung zu den Leuten herzustellen, erlebe, daß da eine Vertrauensbasis ensteht, anders, als wenn ich jeden Tag wieder nach Hause gehe in meine Welt. Es entsteht eine intensive Beziehung. Es läuft sehr viel in 48 Stunden. Allerdings ist das mit der Kontinuität wieder dahin, wenn man zwischendurch 3 bis 6 oder sogar mehr Tage wieder weg ist.

Ich bin mir nicht sicher, ob es die geeignetste Art ist, Kontinuität in einer Beziehung herzustellen. Wenn ich mir hingegen wieder die andere Variante von drei Schichten im Tag vorstelle, so muß ich den Kopf schütteln. Das gäbe ein zu großes Durcheinander. Daß da dreimal pro Tag rapportiert würde wie in einer Klinik, das ist nicht vorstellbar für die Soteria.

Wie ergibt sich der Dienstplan? Es sind ja immer ein Mann und eine Frau im Dienst.

Im Prinzip. Aber eigentlich galt das nur im ersten halben Jahr, dann haben wir es geändert: Jeder hat einen leeren Wochenplan vor sich, und es wird gefragt: Wer arbeitet am ersten? Dann meldet sich jemand oder auch nicht. Da richtet man sich nach der eigenen Agenda und den Möglichkeiten, die man hat.

Man kann also gezielt vermeiden, daß man mit einer bestimmten Person Dienst machen muß?

Das könnte man. Man kann auch ganz gezielt einen heraussuchen.

Ist die Frage absurd, ob es da nicht irgendwelche Vorlieben gibt oder Rangeleien?

Gibt es eigentlich nicht. Ich melde einfach, wann ich arbeiten komme, ich merke gar nicht, mit wem ich da zusammenarbeite. Das geht manchmal so schnell.

Der Feierabend

In der Soteria arbeiten bedeutet auch Eintauchen in eine andere Welt, eine Welt, in der oft Bedrohliches ungebremst einbricht, gewohnte Regeln der Verständigung versagen. Es entsteht eine Verwirrung, die schwer zu ertragen ist. Angst und Leiden der Bewohner und Bewohnerinnen werden am eigenen Leib spürbar:

Nachdem ich meinen Dienst übergeben habe, verlasse ich um zehn Uhr, gleichzeitig erleichtert und bedrückt, die Soteria, tauche auf in der Normalität, die mich irritiert, geblendet von der Sonne, die ich 50 Stunden lang höchstens durchs Fenster gesehen habe. Zu Hause angekommen, kann ich keine fünf Minuten stillsitzen, bin zittrig, ungeduldig, unruhig, weiß nichts mit mir anzufangen.

Später erinnere ich mich an eine Bemerkung von A.: »Jutta, du mußt mir jetzt von deiner Ruhe geben«, und ich habe ihr von meiner Ruhe gegeben – im wahrsten Sinne des Wortes –, hatte Ruhe an sie abgegeben, die mir jetzt selbst fehlt. Ich brauche mehrere Tage, bis ich meine Ruhe wiedergefunden habe. Bis zu diesem Zeitpunkt bin ich gestreßt, ohne sagen zu können, weshalb, ohne formulieren zu können, was genau mich über Tage hinweg noch beschäftigt.

Welches Bedürfnis steht im Vordergrund, wenn ihr euren Dienst abgeschlossen habt?

Das hat sich mit der Zeit geändert. Am Anfang ging ich immer sofort nach Hause und wollte zunächst niemanden sehen. Ich brauchte viel Zeit, um mich mit dem auseinanderzusetzen, was da gelaufen war. Ich nannte das jeweils meine Quarantänezeit. Sehr oft habe ich Musik gehört. Lesen konnte ich nicht. Oder ich ging raus, manchmal zum Essen. Später fragte ich mich als erstes: Wie müde bin ich oder worauf habe ich Lust? Dann entschied ich mich entsprechend und traf häufiger zuerst andere Leute.

Ich versuche meistens, so lange wie möglich noch in der Soteria zu bleiben, es wird meist 10, 11 Uhr, bevor ich gehe. Dies ist für mich die beste Art zu gehen, dort sein zu können, sich unauffällig »auszuschleichen«, wenn schon jemand anders den Dienst übernommen hat, keine Verantwortung zu haben, reden, Kaffee trinken, rumsitzen.

Ich habe herausgefunden, daß ich schneller aus der Soteria aussteigen kann, wenn ich mir Zeit lasse zu gehen. Wenn ich mal draußen bin, dann überlege ich nicht noch stundenlang oder hänge Sachen nach, die dort geschehen sind, sondern kann relativ gut loslassen. Andererseits rufe ich oft noch wegen irgendeiner Angelegenheit in der Soteria an, und sei es nur, um zu sagen, daß ich den Schlüssel mitgenommen habe, und das erleichtert einem, von der Soteria loszukommen. Ich habe drei Kinder. Ich habe da einen Vorteil gegenüber denen, die keine Kinder haben, weil ich noch von einem ganz anderen Leben ebenso intensiv gefordert werde.

Ich habe gemerkt, daß mir die Sauna guttut nach dem Dienst in der Soteria. Ich habe Zeit und Ruhe und kann alles herausschwitzen, was mich belastet. Während der ersten zwei Tage gebe ich mir gewissermaßen frei, darf tun, was ich will. Auch nach fünf Jahren Arbeit in der Soteria bin ich noch versucht, in der Freizeit viel zu viel tun zu wollen. Dabei weiß ich doch, daß ich vor allem Zeit brauche, in der nichts Festes ansteht.

Natürlich beschäftigt einen das Erlebte noch eine ganze Weile. Meistens gehe ich turnen und stelle mich so auf etwas anderes ein. Wenn ich dann geduscht habe, ist es wieder gut.

Nach den Teamsitzungen am Mittwoch habe ich manchmal ein bedrückendes Gefühl: Da ist wieder so viel gesprochen worden, und alles kommt mir so zäh vor.

Hinzu kommt die Suizidalität der Bewohner. Das ist ein Gefühl, das ich oft schwer ertragen kann. Meine Angst: springt er unter den Zug? spüre ich oft. Ich nehme sie immer mit nach Hause.

Die Vernetzung

Soteria nimmt als experimentelles Pilotprojekt mit einer Begleitforschung eine Sonderstellung in der Berner Psychiatrielandschaft ein. Mit dem Anspruch auf die Realisierung einer umfassenden therapeutischen Begleitung für akut psychotische Menschen in einem speziellen Milieu und der Trägerschaft durch einen Verein steht sie außerhalb der Pflichtversorgung durch die öffentliche Hand. Andererseits aber ist sie angewiesen auf Zuweisung der Patienten u.a. durch Notfalldienst und Kliniken, auf Verlegungsmöglichkeiten, auf weiterführende Rehabilitationsmaßnahmen und Defizitgarantie durch den Kanton und ist insofern durchaus auch ein Teil der bernischen Sozialpsychiatrie.

Was heißt konkret »Vernetzung« in Bern, wie ist die Zusammenarbeit, ist die Soteria ein Einzelprojekt?

Wir waren früher eigentlich schon sehr isoliert und ein Stück weit auch darauf bedacht, diese Isolation aufrecht zu halten. Wir wollten zuerst schauen, was unsere Art der Behandlung überhaupt bringt.

Dies hat sich geändert. Aber wir haben jetzt immer deutlicher das Gefühl, daß das Projekt umso gefährdeter ist, je mehr wir uns auf den ganzen psychiatrischen Betrieb einlassen.

Wenn ich in Bern war, habe ich immer nach der Soteria gefragt. Als Antwort kam regelmäßig: »Die schirmen sich ab, da kommt keiner ran, nur über Ihren Draht zum Chef vielleicht. Die machen auch was Besseres.«

Heute gibt es Betreuer im Team, die mehr Kontakte zu anderen Teams suchen, andere einladen, mal vorbeizukommen, mit anderen diskutieren.

Insgesamt haben wir aber eher einen schlechten Ruf im Psychiatrie-Betrieb Bern. Das ist mir eigentlich erst so recht klar geworden im Zusammenhang mit der Kündigung einer Betreuerin. Sie hat es dann auf den Punkt gebracht, wie schwierig es sei, z.B. in der Sozialpsychiatrischen Universitätsklinik einen neuen Job zu bekommen, wenn man von der Soteria kommt. Sie sagte, man würde behandelt, als käme man vom Mars.

Das Marsbeispiel gefällt mir. Gemeint sind ja andere Wesen, die nicht besser oder schlechter sind, sondern einfach anders, eben vom Mars. Erstmal machen sie Angst. Dieser mangelnde Kontakt nach außen führt schon im kleinen Bereich hier in Bern zu einer Mystifizierung. Soteria ist nicht von vornherein schlecht, sondern anders.

Es war aber auch ein Lernprozeß auf unserer Seite. Wir mußten auch umlernen und akzeptieren, daß wir angewiesen sind auf die Zusammenarbeit mit anderen sozialpsychiatrischen Institutionen. Am Anfang wollten wir alles selber machen: Begleitung durch die akute Phase und langfristige berufliche und soziale Eingliederung, und dann sind die Bewohner und Bewohnerinnen wieder selbständig. Heute suchen wir eher den Kontakt mit der »Rehabilitation« und den Ambulatorien.

Der Wunsch nach Veränderung

Betreuer und Betreuerinnen sind sich einig, was sie sich für eine bessere Soteria wünschen würden. Was würden Sie sofort an der Soteria ändern, wenn es keine Widerstände gäbe?

Sofort ein zweites Haus schaffen für Menschen, die länger bei uns sind, denen wir jetzt eigentlich nicht gerecht werden können. Die jetzige Soteria wäre ausschließlich für die Begleitung durch die akute Phase gedacht. Zweitens würde ich dem Begleiten noch mehr Raum geben, mehr Personal würde das bedeuten. Das war die Grenze, an der Möglichkeiten zur Entwicklung auch immer wieder gescheitert sind.

Was ich ändern würde? Wir bräuchten einen dritten Mitarbeiter pro Tag, also je drei Betreuer pro Einsatz, in der Hoffnung, daß dann ein Betreuer mal sagen kann: »Ich brauche jetzt eine Stunde Ruhe, oder ich gehe eine Stunde hinaus.«

Die Teamsitzung am Mittwoch würde ich außerdem ab sofort ändern – mindestens die Dauer der Sitzung. Sie müßte kürzer sein.

Die ideale Soteria hätte zwei Häuser. Eines steht an einem Waldrand, nicht zu weit weg von Bern, mit eigenem Umland. Dort ist das weiche Zimmer für die akute Phase. Für den Beginn der zweiten Phase ist dort vielleicht auch Kleintierhaltung möglich. Für die Leute in der dritten Phase, die arbeiten gehen, hätte man so eine Art Filiale in der Stadt.

Was ich auch begrüßen würde, wäre eine wirklich homöopathische Arbeit, bei der wir auch die Ernährung miteinbeziehen könnten. Das würde aber auch bedeuten, daß man mehr Zeit haben müßte, um alles herauskommen zu lassen und die Leute richtig zu begleiten. Es bräuchte auch mehr Supervision, in der wir viel über den Umgang miteinander lernen könnten.

Ich würde noch einen Sozialarbeiter anstellen. Wir würden damit in einem Bereich entlastet, in dem wir uns jetzt mühsam das Wissen zusammensuchen müssen. Ich denke an jemanden, der wie alle anderen im Team mitarbeiten würde, der aber wüßte, wann z.B. mit den Invaliden-Abklärungen begonnen werden muß oder wo man sich für gewisse Fragen melden kann.

Wichtig wäre mir auch noch, daß der Chef einmal ein halbes Jahr in der Soteria arbeiten würde. Ich habe Mühe mit der Art, wie er die Soteria nach außen und nach innen vertritt. Wir müssen immer zuerst Vorurteile abbauen, zeigen, daß wir auch nur Menschen sind, und sagen, daß wir manches tun können und anderes nicht.

Konflikte

Es liegt auf der Hand, daß ein innovatives Projekt wie die Soteria viele Probleme und Konflikte mit sich bringt. In einem Gespräch mit Thomas Derungs, der die ganze Zeit mit dabei war und es immer noch ist, kommen einige der Schwierigkeiten zur Sprache.
Die Fragen stellt Elisabeth Aebi.

Was waren für dich die schwierigsten Konflikte
in deinen acht Jahren Soteria?

Einerseits waren es Probleme mit den Bewohnern, bei denen es manchmal um Leben und Tod ging. Oder sie wurden gewalttätig, und wir mußten uns entscheiden, wie weit wir gehen durften, was wir noch tragen konnten in der Soteria. Andererseits gab es Auseinandersetzungen im Team oder mit der Projektleitung, in denen es z. B. darum ging, wieviel Forschung möglich war in der täglichen Arbeit.

Was bedeutete die Forschung für die Betreuer und Betreuerinnen?

Ich hatte manchmal stark das Gefühl, daß die Soteria nur noch Forschungsprojekt war, daß sie durch und durch erforscht werden mußte, egal auf welche Art und Weise, daß wir »Material« waren, das man nutzen mußte, unabhängig davon, ob dies dem Konzept entsprach oder nicht. Das war für mich eine schwierige Zeit.

Wie wurde das dann besprochen?

Das Thema wurde in einer Teamsitzung aufgegriffen. Der Chef verlangte, daß die Forschungsarbeit weitergehen müsse, und wir wehrten uns massiv dagegen. Wir warfen ihm Forschungsehrgeiz vor, der keine Rücksicht darauf nehme, wie stark jemand psychotisch sei, ob diese Untersuchungen ihm noch mehr Angst machten. Es kam zu einem großen Krach. Ich wurde aufgefordert zu gehen. Ich weigerte mich. Dann überlegten wir im Team, ob wir kollektiv kündigen sollten und ob wir so eine Soteria ohne Chef auf die Beine stellen könnten. Es waren abenteuerliche Phantasien, aber schließlich haben wir nichts davon verwirklicht. In der nächsten Teamsitzung sprachen wir mit dem Chef darüber, wie er mit uns umgehe in Konfliktsituationen. Er meinte, daß er uns durchaus Freiräume lasse, daß er aber in gewissen Situationen als ärztlicher Leiter entscheiden müsse.

Was bereitete euch denn so viel Mühe?

Er forderte, daß einem Bewohner, egal wie psychotisch er war, an einem bestimmten Tag jede Stunde dreimal Blut entnommen werden sollte. Wir waren der Meinung, daß die Leute sich ja nicht wehren konnten. Zudem ist in der Psychose jedes Erleben im Zusammenhang mit Blut besonders problematisch, es macht oft Angst oder wütend. Wir glaubten auch, daß dadurch der Aufbau einer guten Beziehung erschwert würde.

Konntet ihr euch mit eurer Ansicht durchsetzen?

Ja, wir haben klar gesagt, daß wir das in der Soteria nicht machen. Es wurde dann eine andere Möglichkeit gesucht, ich glaube zuerst mit der Kriseninterventionsstation, dann mit der Pharmakologie, die das beide auch nicht wollten, und schließlich geriet das Projekt langsam in Vergessenheit.

Würdest du also sagen, daß dieser Konflikt zwischen dem Team und der Leitung ausgetragen wurde?

Ausgetragen bis zu einem gewissen Grad, ja. Aber nicht gelöst. Oder auf eine »Soteria-typische« Art gelöst: Wir haben uns einfach für uns gewehrt und die Sache abgeschoben.

Gab es noch andere solche Fälle, in denen ihr einfach geschaut habt, daß die Soteria so bleibt, wie ihr sie haben wolltet?

Andere Konflikte, die meines Erachtens nicht gelöst wurden, waren die sogenannten schwerwiegenden Vorfälle: das Benzinattentat des einen Bewohners – er wollte die Soteria anzünden – und der Sprung aus dem Fenster eines anderen. Da kam der Chef einfach zu uns und fragte, was wir für eine Lehre daraus zögen? Er habe eben in einem Vortrag berichtet, daß noch nichts Gefährliches vorgefallen sei in der Soteria, und nun das! Wir waren enttäuscht, wir hätten in dieser schwierigen Situation eher Hilfe und Unterstützung erwartet. Aber wir haben unsere Enttäuschung nicht offen gezeigt. Nur unter uns oder in der Supervision. Natürlich mußten auch wir uns fragen: haben wir etwas falsch gemacht? Aber ich glaube, solche Situationen entstanden vor allem, weil die Soteria so exponiert war.

Das sind jetzt zwei Beispiele für schwierige Situationen mit dem Chef. Gab es auch Uneinigkeiten im Team?

Im ersten Team, ganz am Anfang, war die Kompetenz der Betreuer aus nicht-psychiatrischen Berufen und jene der sogenannten Professionellen ein Thema, das viel zu reden gab. Ich habe aber das Gefühl, daß wir das gelöst haben. Schließlich war es so, daß wir beiden die gleiche Kompetenz zubilligten, bis auf eindeutig medizinische Tätigkeiten wie etwa eine Spritze machen oder Blut entnehmen. Manchmal ging es wohl auch um Macht oder Rivalitäten. Diese Konflikte wurden aber weniger im Team als unter den betroffenen Betreuern direkt ausgetragen.

Und dann gab es die Probleme mit der Arbeit. Da war zum Beispiel jemand 48 Stunden auf eine gewisse Weise mit einem Bewohner umgegangen, und damit gut zurecht gekommen; dann wurde er abgelöst, und der nächste machte alles anders. Da konnte es zu Vorwürfen kommen, daß die ganzen Bemühungen zunichte gemacht worden seien etc. Aber auch diese Konflikte wurden von den beteiligten Betreuern untereinander gelöst. Das funktioniert in der Regel gut.

Was hat dich in der Soteria am meisten gestört?

Daß es uns nicht gelang, manches durchzuziehen, was in der Anfangsphase noch vorhanden war, sondern daß die Soteria mehr und mehr »medizinisch« geworden ist, anstatt zum Beispiel die für mich zentralen Erfahrungen mit dem weichen Zimmer auszubauen, so daß vielleicht ein ganzes Haus wie das weiche Zimmer funktionieren könnte und wir für diese Art von Arbeit nicht mehr auf einen Raum beschränkt wären. Oder auch, daß wir nicht mehr Unterstützung für die Soteria und für uns mobilisieren konnten: In der Anfangsphase waren das Abseitsstehen, die Autonomie ja wichtig, damit wir überhaupt etwas in dieser Art aufbauen konnten; aber darin sind wir stecken geblieben, anstatt die Soteria zu öffnen, mehr davon nach außen zu tragen, sichtbar zu machen. Wir hätten ein Netz um die Soteria herum aufbauen können, damit das Angebot hätte weitergezogen werden können. Jetzt laden wir die Leute doch wie zu einer Bootsfahrt ein und heißen sie dann mitten in der Fahrt aussteigen. Das stört mich am meisten. Im Moment arbeiten wir im Team wieder intensiv an einer eigenen Form der Begleitung.

Du hast davon gesprochen, daß dir die Beschränkung auf das weiche Zimmer irgendwie zu eng und zu einschneidend schien. Aber die Idee damit war ja, daß alle verwirrenden Einflüsse ausgeschaltet werden sollten; ließe sich das deiner Meinung nach auch in einem ganzen Haus verwirklichen?

Die Abschirmung wäre wahrscheinlich immer noch gewährleistet, und im übrigen müßten die Grenzen des weichen Zimmers durch mehr Betreuung und Begleitung aufgehoben werden. Das heißt, unter Umständen müßten zwei bis drei Betreuer einem Bewohner zugeordnet sein, die ihn in Haus und Garten immer begleiten würden. Das weiche Zimmer würde nicht abgeschafft, es wäre immer noch der ruhigste Ort im Haus, wohin man sich bei Bedarf zurückziehen könnte.

Wie lange hält man in der Soteria durch?

Soteria hat sich während vier bis fünf Jahren durch große personelle Konstanz ausgezeichnet, was bestimmt nicht selbstverständlich ist für die intensive und aufreibende Arbeit, die geleistet werden muß. Während die ersten Betreuer noch vom Pioniergeist getragen waren, gibt es seit drei Jahren wesentlich mehr personelle Wechsel.
Thomas Derungs beantwortet die Fragen von Elisabeth Aebi.

Kannst du etwas über die Gründe sagen, die manche zum Gehen veranlaßten?

Bei einigen war es ziemlich eindeutig die Tatsache, daß sie genug hatten. Dazu kam aber auch die Lust, wieder einmal etwas anderes zu machen. Nicht immer durchtragen müssen, sondern so arbeiten, daß auch mal etwas zurückkommt, daß deutlicher als in der Soteria ein Resultat zu sehen ist. Andere gingen, weil es in dieser Arbeit keine Aufstiegsmöglichkeiten gibt. Das gilt vor allem für Leute ohne psychiatrische Ausbildung, denen diese Arbeit bei einer späteren Bewerbung keine Vorteile bringt, nicht einmal, wenn sie sich wieder in der Pflege engagieren. Manche haben die Stelle aufgegeben, weil sie sich zuwenig unterstützt fühlten, zu alleine gelassen mit einer großen Verantwortung oder weil sie nach Beginn der Arbeit realisierten, daß sie dieser Arbeit nicht gewachsen waren. Von einer Person weiß ich, daß sie den Eindruck hatte, man könne tun oder lassen, was man wolle, es bringe doch nichts, es komme falsch heraus.

Was braucht es, damit man diese Arbeit über Jahre hinweg machen kann?

Ich glaube, für mich ist es gut, daß ich eine Familie habe. Besonders die Kinder helfen mir oft, wieder in den Alltag zurückzufinden.

Wenn ich heimkomme, spiele ich oft mit ihnen und komme so relativ schnell aus dem Soteria-Erleben heraus. Sie fordern mich heraus. Zudem geben Kinder dem Tag eine Struktur, in die ich mich wieder einfügen kann. Manche Betreuer der Soteria hatten nach einem 48-Stunden-Dienst Mühe, wieder in einen geregelten Rhythmus zu kommen und mit der langen Freizeit etwas Sinnvolles anzufangen. Bei mir gibt es dieses Problem nicht, für mich ist diese Regelung in einem gewissen Sinne sogar ein Vorteil. Dazu kommt, daß ich berufsbegleitend noch eine Ausbildung absolvierte. Schließlich bin ich von der Idee in ihren Grundzügen überzeugt und an der Arbeit interessiert. Mir scheint nach wie vor, es lohne sich, dabeizubleiben.

Acht Jahre Soteria Bern
– einige Überlegungen
zu den bisherigen Erfahrungen

Vom weichen Zimmer hinaus ins Leben

Von der Schwierigkeit, für jemanden hilfreich zu sein.

Elisabeth Aebi

Acht Jahre Erfahrung mit einem sogenannten Pilotprojekt werfen für dessen Beurteilung eine ganze Reihe Fragen auf. In den Interviews wurden sie den direkt Beteiligten gestellt. Die Antworten und Diskussionen ergeben einen Einblick in das vielfältige subjektive Erleben. Soteria bedeutet für alle etwas ganz Persönliches: Die Betreuer und Betreuerinnen versuchen nach konzeptuellen Vorüberlegungen, eine Begleitung für Menschen in akuten psychotischen Krisen zu gestalten, und erleben sich selbst in der intensiven und schwierigen Begegnung mit diesen Menschen; die Bewohner und Bewohnerinnen suchen Hilfe und Unterstützung in ihrer Not und vertrauen sich unbekannten Menschen an; Eltern und Ehepartner übergeben ihre Angehörigen an Außenstehende und exponieren sich somit auch selbst. Alle tragen sie mit ihren Erfahrungen zur Beurteilung der Soteria bei.

Im folgenden sollen, aus einer etwas distanzierteren Perspektive, diese Erfahrungen durch Beobachtungen und Interpretationen ergänzt werden, in der Hoffnung, damit die Diskussion unter allen an der Soteria Beteiligten oder Interessierten weiterführen zu können.

Das Soteria-Projekt stellt im weitesten Sinne einen Versuch dar, verschiedene alte und neue Erkenntnisse und therapeutische Ansätze in der Schizophreniebehandlung zu integrieren. Die einzelnen Elemente sind an und für sich nichts Neues, die konsequente Verwirklichung in einem möglichst unpsychiatrischen Rahmen dagegen schon. Zentraler Bestandteil des Projekts ist die permanente Reflexion und Diskussion. Wenn auch Behandlungskonzept und Behandlungsregeln von Anfang an bestanden, so sind sie in den acht Jahren doch immer wieder hinterfragt und neuen Situationen angepaßt worden. Dies ergab sich ganz natürlich durch die Verschiedenartigkeit der Bewohner und Bewohnerinnen, aber auch durch neue Betreuer und Betreuerinnen und Praktikanten. Da wir das Projekt immer wieder an den verschiedensten Orten vorstellten, waren wir auch dauernd mit kritischen Fragen von außen konfrontiert, was unsere Arbeit ebenfalls beeinflußte.

In den folgenden Ausführungen sollen einige Schwierigkeiten zur Sprache kommen, die uns immer wieder beschäftigten.

Beginnen möchte ich mit unserem amerikanischen Vorläufer, der uns außer Inspiration auch anderes brachte: Das »antipsychiatrische« Anliegen, Menschen, die sich nicht normgerecht verhalten, nicht einfach durch psychiatrische Etikettierung auszugrenzen, sondern ihnen in akuten psychotischen Krisen ein geeignetes Milieu mit toleranten Mitmenschen zur Verfügung zu stellen, ist bestimmt eine gute Idee. Im Kalifornien der frühen siebziger Jahre hatte man dabei auch noch das Glück, von einer breiten sozialkritischen Bewegung zumindest ideell unterstützt zu sein, was für ein Experiment dieser Art nicht zu unterschätzen ist. MOSHER versuchte, die konventionelle Psychiatrie von seinem Ansatz zu überzeugen, indem er mit einem traditionellen Forschungsdesign Kurzzeitresultate (bis zu zwei Jahren nach Entlassung) vorwies, die denjenigen der Standardbehandlung nicht nachstanden. Er konnte sich mit seinem Ansatz aber nicht durchsetzen. Soteria San Francisco mußte nach elf und die Kopie Emanon in Kalifornien bereits nach sieben Jahren geschlossen werden, weil kein Geld mehr zur Verfügung stand.

Bei uns im Bern der achtziger Jahre, das politisch keineswegs als speziell experimentierfreudig zu bezeichnen ist, lebt der Anspruch einer Alternative zur Klinikbehandlung aber wieder auf. Man verspricht sich, beeinflußt durch MOSHERs Forschungsresultate, »weniger Chronifizierung, bessere soziale Wiedereingliederung, geringeren Medikamentenverbrauch, geringere Gesamtkosten, geringeres soziales und subjektives Behandlungstrauma« (Diskussionspapier, CIOMPI, November 1984).

Soteria Bern steht somit meines Erachtens von Anfang an unter einem äußerst hohen Erfolgsdruck. Das Angebot gilt als Spezialeinrichtung, die Modellcharakter haben soll. Obwohl wir bewußt auf Publizität verzichten, kommen bald schon Anfragen für Vortragsreisen von überall her. Die Hoffnung auf eine echte Alternative in der Schizophreniebehandlung wird mit Soteria Bern gleichgesetzt; durch die Begleitforschung wird der Druck noch erhöht. Dies erleben vor allem die Betreuer und Betreuerinnen immer wieder als einschneidend, sind sie doch selbst schon mit ihren eigenen hohen Anforderungen an sich konfrontiert. Die professionellen unter ihnen haben alle eine reichhaltige Berufserfahrung und waren mit der traditionellen Behandlung nicht zufrieden. Diese Unzufriedenheit wurde unter anderem, sicher auch zu recht, institutionellen Zwängen zugeschrieben. Die Möglichkeit der eigenständigen Gestaltung eines therapeutischen Milieus für psychotische Menschen ist eine lockende Herausforderung. Allerdings muß man damit das eigene Können unter Beweis stellen und setzt sich der Kritik aus.

Die geschilderten Begleitumstände, namentlich das amerikanische Vorbild, die Beteiligung an einem Pionierprojekt und der damit verbundene Erfolgsdruck waren einerseits Bestandteil einer treibenden Kraft, andererseits wirkten sie sich auch immer wieder belastend auf alle Beteiligten aus. Bei auftauchenden Schwierigkeiten traten sie in den Vordergrund und drohten die Suche nach einem eigenständigen Weg zu gefährden.

Die zentrale Problematik der Soteria zeigt sich aber in der therapeutischen Begleitung selbst. Sie soll anhand des Konzepts und der einzelnen Behandlungsschritte genauer betrachtet werden.

Das Behandlungskonzept kann als ein »Konzept der sozialen Unterstützung zur Bewältigung eines Entwicklungsschrittes« umschrieben werden. Menschen, die auf ihrem Weg zum Erwachsenwerden in große Schwierigkeiten geraten sind und sich in eine eigene Welt zurückziehen, sollen mithilfe einfühlsamer Unterstützung durch ein Betreuerteam befähigt werden, sich in der Alltagswelt mit ihren Anforderungen an eine gewisse Selbständigkeit jedes einzelnen zurechtzufinden. Von entscheidender Bedeutung ist bei dieser einfühlsamen Begleitung die Entwirrung des Gefühlsdurcheinanders in der Psychose, dadurch, daß man das Erlebte klar und ruhig bei seinem Namen nennt, und die Ermöglichung neuer Erfahrungen von sich selbst in der Beziehung zu anderen. Die Begegnungen sollen dabei ungezwungen, von Mensch zu Mensch, und in einer möglichst lebensnahen Atmosphäre stattfinden. Dies soll dem einzelnen den nötigen Boden geben, ein selbständiges Leben überhaupt oder wieder zu wagen.

Mit der Unterteilung des Aufenthalts in der Soteria in verschiedene Phasen wird der Versuch unternommen, die Art und Weise des therapeutischen Begleitens differenzierter zu bestimmen und individuell anzupassen.

Die *erste Behandlungsphase* im »weichen Zimmer«, mit dem Ziel der Beruhigung des akut Psychotischen durch Reizabschirmung und ständige Begleitung, könnte man auch als das Kernstück der Soteria-Behandlung bezeichnen. Zentrale Bedeutung kommt diesem Teil der Behandlung insofern zu, als er, zumal er in der Regel am Anfang der Beziehung zwischen Bewohner und Betreuer steht, den Aufbau eines für die gesamte Behandlung wichtigen Vertrauensverhältnisses prägt.

Es gibt gewiß kritische Einwände zum therapeutischen Ansatz des »weichen Zimmers«. So ist die Forderung nach Reizabschirmung nur teilweise erfüllt. Der Bewohner oder die Bewohnerin ist zwar weder Lärm noch beunruhigenden Gegenständen oder Mitbewohnern und ihren Problemen ausgesetzt, das ständige Zusammensein mit einem Betreuer kann aber auch immer eine Belastung darstellen (Bsp. Bedürfnis allein zu sein, in Ruhe gelassen zu werden, Nähe zum Betreuer, Personenverkennung, etc.). Was im einzelnen Fall als beruhigend gilt, ist sehr unterschiedlich und ganz der Intuition der Betreuer und Betreuerinnen überlassen. Obwohl es keine konkreten Anweisungen gibt, gelingt die Beruhigung in der

Regel jedoch gut. Verschiedene Gründe mögen dafür ausschlaggebend sein; zum einen ist die Anweisung an die Betreuer und Betreuerinnen einfach und klar: ein ängstlicher, aufgeregter Mensch soll beruhigt werden; zum andern ist dies eine Aufgabe für diesen Augenblick, und es spielt keine Rolle, was in einer Stunde oder morgen ist. Zum ersteren ist zu sagen, daß ein Mensch in einem akut psychotischen Zustand ganz einfach in irgendeiner Form der Hilfe bedarf. Ein Betreuerteam wird mit diesem Anspruch konfrontiert. Die Unmittelbarkeit ist ein Merkmal der Klarheit der Situation. Die durch all die Jahre übereinstimmende Auffassung der Betreuer und Betreuerinnen, daß eine Beruhigung in der Regel durch eine einfühlsame Begleitung, ein aufnehmendes Dabeisein eintritt, hat sich in der praktischen Erfahrung bestätigt und trägt viel zur Klarheit der therapeutischen Aufgabe in dieser Phase bei.

Das Moment der Gegenwartsbezogenheit in dieser Phase erleichtert die Aufgabe auch insofern, als der Erfolg der therapeutischen Bemühungen unmittelbar sichtbar wird. Es hat sich immer wieder gezeigt, daß man mit einem völlig verwirrten Menschen ins »weiche Zimmer« gehen kann und daß dort nach zwei bis drei Stunden Entspannung und Ruhe eintreten. Das »weiche Zimmer« wird mittlerweile als Behandlungsinstrument sehr differenziert gehandhabt: Grundsätzlich lebt jemand während der akuten Phase im »weichen Zimmer«. Mahlzeiten können aber auch mit den anderen gemeinsam eingenommen werden. Die Türe kann auch mal offen stehen. Betreuer und Betreuerinnen übernachten nicht im »weichen Zimmer«, wenn dies ein Bewohner nicht wünscht.

Die geforderte soziale Unterstützung in dieser Behandlungsphase besteht im wesentlichen in einer aufnehmenden Haltung dem psychotischen Menschen gegenüber oder, wie CIOMPI es jeweils beschreibt, als ein »Umgehen mit dem psychotischen Menschen wie eine gute Mutter mit einem aus schweren Träumen aufschreckenden Kind«. Durch die dichte Präsenz der Betreuer und Betreuerinnen erlebt der Bewohner, daß er in seiner Verunsicherung und Fragmentierung aufgehoben ist. Das Gefühlsdurcheinander wird entwirrt. Das, was ist, wird benannt, hat ein Recht auf Existenz. Psychotische Inhalte und Erlebnisweisen werden von den Betreuern aufgenommen, ohne daß diese dabei zugrunde gehen.

Die Beziehung der Angehörigen zu den Betreuern und Betreuerinnen ist in dieser Anfangszeit der Behandlung noch relativ eindeutig: Ihre Entlastung und damit verbunden eine deutliche Erleichterung und gewisse Dankbarkeit stehen meistens noch im Vordergrund.

Während die erste Phase noch ganz der Gestaltung eines eigenen Raumes dient, findet in der *zweiten oder Aktivierungsphase* der Übergang zu fremden Räumen statt.

Neben der Anforderung, an den Arbeiten im Haus und am Leben der Gemeinschaft teilzunehmen, ist für diese Phase wichtig, daß sich die Bewohner und Bewohnerinnen zum ersten Mal seit Eintritt alleine außer Haus begeben, und zwar für sogenannte zielorientierte Ausgänge (Einkaufen, Coiffeur etc.). In der Konfrontation mit den neuen Aufgaben droht wieder der Selbstverlust. Bei vielen macht sich eine ausgesprochene Lustlosigkeit breit, die als erneuter Rückzug zu verstehen ist.

Die therapeutische Betreuung in dieser Zeit ist immer noch relativ intensiv. Es finden viele Gespräche über die eben durchlebte Psychose und den damit verbundenen Einbruch im bisherigen Leben statt. Obwohl die Bewohner und Bewohnerinnen bei Schwierigkeiten mit den neuen Aufgaben noch begleitet werden, ist diese Phase doch deutlich gekennzeichnet durch eine Loslösung vom Umsorgtwerden. Die soziale Unterstützung der Betreuer und Betreuerinnen ist eine Art Hilfe zur Selbsthilfe. Geprägt ist diese Phase auch stark durch die viele unstrukturierte Zeit, da Aufgaben, die den Alltag der Soteria betreffen, kaum einen ganzen Tag füllen. Es stellt sich die Frage, wie sehr ein Mensch zu Aktivitäten ermuntert oder seiner Eigeninitiative bzw. Langeweile überlassen werden soll. Der Bewohner in dieser Phase ist außerdem vom »weichen Zimmer« her ungeteilte Aufmerksamkeit gewohnt. Der Verlust dieses Privilegs führt nicht selten zu Gefühlen der Eifersucht und des

Neides auf den Neuankömmling im »weichen Zimmer«, der nun diesen Vorzug genießt. Das Problem des knappen Personalschlüssels wird in diesem Moment besonders empfindlich spürbar. Wenn ein Betreuer durch den akuten Bewohner absorbiert ist, bleibt für die übrigen Bewohner und Bewohnerinnen nur mehr eine Ansprechperson, die dadurch oft an die Grenzen ihrer Belastbarkeit kommt.

In der Arbeit mit den Angehörigen wird das Team zunehmend mit der schwierigen Familiendynamik konfrontiert. Ein zentrales Problem ist dabei, die Ablöseversuche der Bewohner und Bewohnerinnen zu unterstützen und sie gleichzeitig vor einem allzu großen Loyalitätskonflikt gegenüber den Eltern zu bewahren. Das Ringen um Konsens und Klarheit in allen möglichen konkreten Einzelangelegenheiten (Wäsche machen, Geld verwalten, Ausgänge, nächste Ziele festlegen betreffend Arbeiten und Wohnen, etc.) zum Zwecke der besseren Ich- und Generationenabgrenzung, Kompetenz- und Zuständigkeitserklärung ist oft für alle Beteiligten sehr aufreibend. Für die Betreuer und Betreuerinnen bedeutet die Unterstützung des Bewohners in dieser Phase Aufforderung zur Auseinandersetzung mit den Eltern und Auffangen von Emotionen auf beiden Seiten (aufzeigen, daß Aufregungen vorübergehen, ohne daß etwas Schlimmes passiert). In dieser Phase zeigt sich ganz generell, ob die Angehörigen hinter dem therapeutischen Ansatz der Soteria stehen oder nicht. Oft äußern sie ihr Unbehagen in Form von kritischen Bemerkungen über mangelnde Kontrolle und fehlende Ordnung und Sauberkeit im Haushalt.

Während in der ersten Phase das Betreuerteam noch recht einheitlicher Meinung ist, was dem betreffenden Menschen in seiner Krise hilft, kommt es im Verlaufe der zweiten Phase zu z.T. sehr unterschiedlichen Auffassungen in der therapeutischen Konzeption. Im wesentlichen betrifft die Uneinigkeit jeweils das Ausmaß an unterstützender Zuwendung seitens der Betreuer und Betreuerinnen. Diesbezüglich droht auch immer wieder die Gefahr, familiäre Konstellationen in der Soteria zu wiederholen, in diesem Fall namentlich die Spaltung in einen strengen und einen gewährenlassenden Elternteil.

Das zentrale Anliegen der *dritten Phase* ist der Übergang in die soziale Welt außerhalb der therapeutischen Gemeinschaft. Während die zweite Phase noch geprägt ist durch die gemeinsamen Aktivitäten von Betreuern und Bewohnern, erfolgt die Unterstützung in der dritten Phase in erster Linie durch das Gespräch. Es wird in dieser Phase erwartet, daß die konkreten Handlungsschritte von den Bewohnern selbständig vorgenommen werden. Es werden konkrete Forderungen gestellt. In dieser Hinsicht hat das Team in diesem Behandlungsabschnitt grundsätzlich wieder einen größeren Konsens. Allerdings wird dieser immer wieder erschüttert, wenn sich Arbeits- und Wohnungssuche in die Länge ziehen oder sich bei einem Bewohner oder einer Bewohnerin ein Rückfall abzeichnet.

In dieser Zeit kommt dann auch sehr deutlich zum Ausdruck, wie persönlich einschneidend der psychotische Einbruch erlebt wurde und wie schwierig und mit vielen Ängsten verbunden sich eine Rückkehr zur sogenannten Normalität gestalten kann. Die Welt außerhalb der Soteria ist auch die Welt, die die Bewohner und Bewohnerinnen nicht ausgehalten haben, in der sie psychotisch geworden sind. Der Entwicklungsschritt, der die jungen Menschen in eine schwere Krise gebracht hat, soll jetzt neu gewagt werden. Bewohner und Bewohnerinnen, die sich zu einer Psychotherapie entschlossen haben, sind auf diesem Weg auch nach der Soteria noch begleitet.

Die Diskussion um den Behandlungsansatz der Soteria im gesamten soll an einer zentralen Problematik der therapeutischen Arbeit mit psychotischen Menschen ansetzen, und zwar an derjenigen von Abhängigkeit und Autonomie.

Von einem psychoanalytischen Verständnis aus gesehen, besteht die Grundproblematik des psychotischen Menschen im Dilemma, nicht ohne und nicht mit dem anderen leben zu können. Sobald der psychotische Mensch eine Beziehung mit einem anderen eingeht, prallt Unvereinbares aufeinander: Verschmelzungssehnsüchte und eine große Selbstverlustangst. In einem Behandlungsansatz mit großer zwischenmenschlicher Nähe, der die Sehnsüchte dieser Menschen zuläßt, sind die erwähnten Schwierigkeiten mit Abhängigkeit und Autonomie für alle Beteiligten mit Angst, Frustration und nicht selten Entmutigung verbunden.

In der Anfangsphase, im »weichen Zimmer«, werden die großen Sehnsüchte nach Umsorgtwerden nicht nur toleriert, sondern oft noch unterstützt. Der psychotische Mensch wird manchmal wie ein kleines Kind gefüttert und gepflegt. Er wird gehalten und gestreichelt. Der Schutz vor allem Bösen der Welt ist ihm gewiß. Das »weiche Zimmer« ist der Ort, wo für das Überleben des psychotischen Menschen gesorgt wird, wo er so leben kann, wie er ist und nicht anders sein muß. Alles, was dort ist, erlebt er als mit ihm verbunden. Die Grenzen sind sozusagen aufgelöst.

Daß dieses Erleben der eigenen Abhängigkeitsbedürfnisse gleichzeitig mit großer Angst einhergeht, wird bei einigen Bewohnern besonders deutlich. Sie wehren sich gegen die Angst durch Verhalten, das Distanz schafft. Zwei Beispiele seien nochmals in Erinnerung gerufen: Die eine Frau, die ihre eigene Bedürftigkeit in die Betreuer projiziert und die ganze Zeit im »weichen Zimmer« auch für die Betreuer atmen muß, Angst hat, sie könnten sterben, wenn sie schläft und deshalb wach bleibt. Und die andere Frau, die sich zuerst, aus einem Bedürfnis nach Nähe, jedem an den Hals wirft und sich nachher die Betreuer mit ihren aggressiven Attacken (Fußtritte an den Hals) buchstäblich vom Hals hält.

Durch die große Toleranz der Betreuer und Betreuerinnen in der Anfangsphase wird etwas in Gang gesetzt, das sich in die späteren Behandlungsphasen hineinzieht. Dem psychotischen Menschen wird für kurze Zeit der Eindruck vermittelt, sein enormer emotionaler Aufholbedarf könne gestillt werden. Es wird die Erwartung geweckt, es gebe kein Außen, nichts Fremdes, alles könne selbst gestaltet werden.

Von einem gewissen Moment an werden aber doch konkrete Forderungen gestellt; es soll an der Verantwortung für eine Gemeinschaft teilgenommen werden. Das heißt: in relativ kurzer Zeit wird die Bewältigung eines schwierigen Entwicklungschrittes, für viele überhaupt zum ersten Mal in ihrem Leben, gefordert. Einher geht diese Forderung meistens mit einer sehr intensiv erlebten Antriebslosigkeit der Bewohner und Bewohnerinnen nach der akuten Phase. Die fundamentale Schwierigkeit, sich der äußeren Realität zu stellen, kommt deutlich zum Ausdruck. Immer wieder wird auch das Team davon ergriffen. Man ist nicht mehr eins wie im »weichen Zimmer«. Diese Uneinigkeit ist äußerst schwierig zu ertragen. Sie zeigt sich oft in unterschiedlichen Ansichten der Betreuer bezüglich der Art der Unterstützung bei diesem Schritt nach draußen. Es beginnt ein eigentliches Hin- und Hergerissensein zwischen Gewährenlassen und Fordern. Die einen möchten wieder zurück ins »weiche Zimmer«, die anderen möchten vorwärts machen. Diese Ambivalenz entsteht in jedem Betreuer, sie entsteht immer wieder, zu unterschiedlichen Zeitpunkten, im Verlauf der langwierigen Therapie mit psychotischen Menschen, und sie trennt ein Team immer wieder in zwei Lager.

Die *letzte Phase* des Aufenthalts in der Soteria ist stark von der Hoffnung auf Gelingen geprägt. Kommt es in diesem Behandlungsabschnitt zu Schwierigkeiten oder gar zu einem Rückfall, so tauchen unweigerlich Gefühle der Entmutigung oder Selbstvorwürfe auf.

Die ganze Behandlung wird von einem hohen emotionalen Engagement der Betreuer und Betreuerinnen getragen. Durch die große Toleranz und den Einsatz des Teams kann sehr viel vom psychotischen Erleben aufgefangen werden. Die Arbeit mit psychotischen Menschen ist aber sehr aufreibend und geht an die Substanz jedes Betreuers, was ja auch aus den Betreuer-Interviews ersichtlich wird. Um einen raschen »Verbrauch« der Betreuer und Betreuerinnen zu verhindern, ist meines Erachtens eine Einsicht in die Vorgänge in den Beziehungen mit psychotischen Menschen notwendig. Deshalb ist eine intensive kontinuierliche Arbeit im Team – mit und ohne Supervision –, die der gemeinsamen Suche um ein Verständnis des Geschehens dient, von außerordentlicher Wichtigkeit. Die psychotischen Inhalte müssen »verdaut« werden, und immer wieder gilt es zu klären, was wohin gehört. Nur so wird der Raum wieder hergestellt, der für eine gute Arbeit erforderlich ist.

Die beschriebene Abhängigkeitsproblematik psychotischer Menschen ist eine, die sich in jeder therapeutischen Beziehung einstellt, in der Soteria aus den erwähnten Gründen möglicherweise deutlicher als anderswo. Eine besondere Ausprägung dieser Problematik verunmöglicht gar eine Behandlung in der Soteria: Dies ist der Fall, wenn Menschen in ihrer Psychose an einem starken Verfolgungswahn leiden und sich deshalb in einem offenem Haus nicht sicher genug fühlen. Werden die Betreuer und Betreuerinnen als Verfolger erlebt, so wird eine Behandlung mit soviel Nähe, wie sie das »weiche Zimmer« mit sich bringt, zur Tortur für beide Seiten.

Dennoch liegt meines Erachtens gerade hier die Chance der Soteria, indem sie die Grundproblematik psychotischer Menschen (betreffend Nähe und Distanz und den damit verbundenen klaren Abgrenzungen) nicht umgeht, sondern bei ihr ansetzt. Wenn es gelingt, stabile therapeutische Beziehungen aufzubauen, die als hilfreich erlebt und bei erneuten psychotischen Krisen in Anspruch genommen werden, so kann die Soteria eine fruchtbare Alternative zur Klinikbehandlung sein:

- Im »weichen Zimmer« erleben die psychotischen Menschen, daß ihre ungewohnten Gedanken und Gefühle, ihr sonderbares Verhalten toleriert werden, auf Interesse stoßen und nicht als erstes verschwinden müssen.
- Durch die dichte Präsenz der Betreuer (die keine Ausweichmöglichkeit in Form eines Stationszimmers haben) finden Begegnungen und Gespräche jederzeit statt.
- Diese Gespräche und die gemeinsamen, sehr lebendigen Diskussionen über psychotische Erfahrungen unter den Bewohnern und Bewohnerinnen selber ermöglichen eine bessere lebensgeschichtliche Einordnung als ein gesellschaftlich immer noch verpönter Aufenthalt in einer psychiatrischen Klinik.

- Medikamente werden nur in gegenseitiger Absprache eingesetzt und immer wieder diskutiert. Es besteht grundsätzlich eine Offenheit für Absetzversuche.
- Die gemeinsame Verantwortung für den Haushalt der Wohngemeinschaft stellt die Brücke zum normalen Alltag dar, die durch einen Klinikaufenthalt abgebrochen wurde.
- Das Angebot kann unkompliziert genutzt werden: Es kommt jemand, bereits psychotisch, zu Besuch auf eine Tasse Tee und kann – ohne offizielle Einweisung – bleiben, bis es wieder besser geht.

Mit der Soteria sind wir auf einem anderen Weg im Umgang mit psychotischen Menschen mit dem Ziel, uns darauf vorsichtig weiterzutasten. Dies bedeutet nicht nur ein Weiterführen der therapeutischen Bemühungen, sondern auch ein Weiterführen der kritischen Betrachtung dessen, was wir tun.

Soteria von außen

»Ich habe große Achtung vor der Soteria, insbesondere vor den Menschen, die dort gearbeitet haben.«

Elisabeth Aebi im Gespräch mit Hans-Rudolf Schneider, Psychoanalytiker in Zürich und sieben Jahre lang Supervisor des Soteria-Teams

Was heißt Supervision in der Soteria?

Schneider: Kurze Zeit nach dem Start des Projektes fragten mich die Betreuer, ob ich die Probleme, die sie mit der Arbeit in der Soteria hatten, mit ihnen besprechen würde. Wir führten regelmäßige Sitzungen ein, im Durchschnitt eine Stunde alle zwei Wochen. Es kamen sehr verschiedene Themen zur Sprache:

Einmal Probleme, die ein Einzelbetreuer oder das ganze Team mit einem bestimmten Bewohner hatte. Oder es ging um die Atmosphäre des Hauses und was sie in ihnen auslöste. Es wurden grundsätzliche Fragen zum Konzept und zum Arbeitsziel aufgeworfen, oder es wurde über Zusammenarbeit gesprochen, untereinander und mit Außenstehenden wie etwa den Ärzten, der Forschungsabteilung, Herrn Ciompi, den Nachbetreuern und der Familie. Zudem kam oft die Frage, was denn nun Schizophrenie sei.

Das Schwergewicht der Supervisionsarbeit lag auf der Frage, was es mit sich bringt, wenn man mit solchen Bewohnern, also mit Schizophrenen, so eng zusammenlebt, und wie man damit zurechtkommen kann, oder anders formuliert: es ging meistens um die Übertragung der Bewohner und ihrer Angehörigen sowie der damit zusammenhängenden vielfältigen Gegenübertragungsprobleme der Betreuer.

Welche konkreten Probleme stellen sich denn, wenn man mit Menschen in psychotischen Krisen arbeitet?

Eine typische Situation als Beispiel: Ich komme für eine Sitzung; die Betreuer haben eine Teambesprechung und versuchen – manchmal schon seit Stunden – zu einer Entscheidung zu kommen, vielleicht ob ein Bewohner hospitalisiert oder ein anderer Medikamente erhalten oder einer in die nächste Phase »befördert« werden sollte. Das Team ist entschlußunfähig, die völlig polarisierten Meinungen heben sich gegenseitig auf, es gibt keine Einigung mehr, man ist in der Sackgasse. Erschöpfung macht sich breit, alle sind bleich und resigniert, wollen Pause machen, Kaffee trinken, rauchen – das ist eine typische Situation. Für mich ging es oft darum herauszufinden, mit welchen Patienten sie im Augenblick Schwierigkeiten haben. (Ich sage Patienten, da ich Psychiater bin, obwohl sie in der Soteria Bewohner heißen.) Es zeigte sich häufig, daß sie deren Schwierigkeiten und Eigenheiten übernommen hatten, beispielsweise deren Entscheidungsunfähigkeit spiegelten, ohne das zu ahnen, in ähnliche Verwirrung geraten waren wie die Patienten oder sich mit deren Abwehr gegen jede Form inneren Erlebens identifiziert hatten.

Wie hast du die Nähe zwischen den Betreuern und Bewohnern im gemeinsamen Alltag empfunden? Hat das zu speziellen Problemen geführt?

Ich möchte nicht mit den Problemen anfangen, sondern zuerst sagen, wie sehr mich das Engagement all diese Jahre hindurch beeindruckt hat, mit welchem die Teammitglieder versuchen, diese Nähe zu ertragen und dennoch genügend Freiraum für die Bewohner zuzulassen. Auch in der Supervision konnte man diesen großen Einsatz für die Patienten immer spüren. Für viele war es dabei schwierig, sich von den Patienten auf eine gute Art abzugrenzen, das war ein typisches Problem. Dann die Unsicherheit, das Gefühl des Versagens, des Ungenügens. Manchmal fühlten sich die Betreuer dadurch verpflichtet, fast unerträgliche Situationen auszuhalten. Bezeichnend für diese ungeheure Belastung war die Art, wie die meisten die Zeit unmittelbar nach der Arbeit verbrachten: Daß sie für eine Weile keinen Kontakt zu Freunden oder Partnern suchten, sondern sich zurückzogen, erschöpft waren, fast alle zuerst ein Bad oder eine Dusche nahmen und Kleider wechselten und so versuchten, Abstand zu gewinnen von den Stimmungen und Zuständen, mit denen sie sich während des Dienstes in der Soteria beschäftigt hatten. Es ist sehr eindrücklich, wie lange sie meistens brauchten, um in den Alltag zurückzufinden. Ich bin überzeugt, daß das mit der Nähe und der langen Zeit zusammen mit den psychotischen Patienten und deren spezifischen Abwehrprozessen zu tun hat.

Unterscheidet sich eine Supervision in der Soteria von einer mit anderen sozialpsychiatrischen Teams?

Ich kenne kaum ein sozialpsychiatrisches Team, das in einem ähnlichen Rahmen, also so intensiv mit den Patienten, zusammenlebt. Praktisch in allen anderen Settings gibt es bessere Möglichkeiten, sich zu distanzieren. Deshalb sind auch die Probleme, die ich vorher geschildert habe, so intensiv. In Ambulatorien z.B. kommen die Patienten für eine gewisse Zeit und gehen dann wieder. Die Betreuer selbst sind auch viel mobiler, sie können eher weggehen als in der Soteria. Es gibt oft auch neben den Patienten und Therapeuten etwas Handfestes und reales Drittes: In den Tageskliniken macht man strukturierte Arbeit, in den Rehabilitationseinrichtungen hat man ganz praktische Ziele, in den Kriseninterventionsstationen geht es meistens um klar umschriebene Probleme. Man versucht viel weniger, die Patienten frei zu lassen, bis sie von sich aus zu einem kommen. Die Soteria-Betreuer engagieren sich in einem Ausmaß, das ich sonst kaum angetroffen habe.

Wie wirkt sich das auf die Supervision aus?

Weil die Soteria-Betreuer so stark involviert waren, brauchte es in der Supervision oft einen größeren Einsatz um herauszufinden, was vom Einfluß der Patienten kam und was von der Persönlichkeit der einzelnen Betreuer.

Reichten die zwei Stunden pro Monat dafür aus?

Für die Soteria-Betreuer war es oft zu wenig. Auch ich hatte oft das

Gefühl, das sei ungenügend, es reiche nicht für wirklich intensive Arbeit. Es ging mir oft ähnlich wie den Betreuern. Oft war ich nach diesen Stunden auch sehr erschöpft; es waren meist auch die letzten Stunden meiner Arbeit in Bern, anschließend fuhr ich mit dem Zug nach Zürich, und ich brauchte immer einige Zeit, bis ich wieder ganz zu mir fand. Ich habe es als eine schwierige Aufgabe erlebt, bei der ich selbst jedoch sehr viel über die Arbeit mit psychotischen Menschen lernte.

Was hältst du von der Soteria?

Ich habe große Achtung vor der Soteria, insbesondere vor allen Menschen, die dort gearbeitet haben. Ich habe in zahlreichen psychiatrischen Einrichtungen Supervisionen gemacht, aber die Soteria ist einer von ganz wenigen Orten, wo man versucht, die Patienten erst mal sein zu lassen, wie sie sind. Das ganze Setting mit dem weichen Zimmer und den verschiedenen Phasen erlaubt den Patienten wirklich, eigene Wege zu finden, um mit ihren psychotischen Erlebnissen fertig zu werden. Manchmal wurden vielleicht einzelne Patienten überfordert, vor allem als man noch, laut Konzept, vorwiegend ohne Psychopharmaka auskommen und den Patienten nur durch die Beziehung helfen wollte. Diese Form der Psychosebehandlung eignet sich meiner Meinung nach nicht für alle Patienten gleich gut.

Welche Patienten meinst du?

Nicht gut ist dieses Setting z.B. für schwer paranoide Patienten; sie erleben es wohl eher als Bedrohung. Die Betreuer erscheinen ihnen in ihrem Wahn oft nicht als hilfreich. Ebenfalls nicht geeignet ist es für Patienten mit Panikzuständen, die aggressiv werden oder für schwer suizidale Patienten, die dort zu wenig geschützt sind. Schließlich ist das Konzept schwer zu verwirklichen, wenn die Angehörigen nicht damit zurecht kommen. Dies ist ein ganz wichtiger Punkt.

Du hast schon angedeutet, daß der Umgang mit Medikamenten sich im Lauf der Zeit verändert hat. Hast du noch andere Veränderungen beobachtet?

Oh ja, es gab ganz eindrückliche Veränderungen. Am Anfang wurde den Betreuern gesagt, sie sollten bei der Arbeit möglichst sie selbst sein. Damals bestand auch ein großer Teil meiner Arbeit darin, ihnen zu helfen, die Beziehungen zu den Patienten, den Alltag und ihre Zusammenarbeit so zu gestalten, daß es ihnen wohl war dabei, so daß sie für die Patienten hilfreich sein konnten. Nach den ersten Mißerfolgen kamen auch die ersten Zweifel. Außerdem wollte die Forschungsabteilung, daß sie bestimmte Untersuchungen machten, und es schien, als ob dieses Konzept nicht zu den gewünschten Resultaten führen würde.

Dieser Druck verunsicherte die Betreuer, es lag auch ein Widerspruch darin, einerseits sich selbst zu sein, mit beunruhigenden Gegenübertragungserfahrungen zurecht zu kommen und zusätzlich neue Aufträge ausführen zu müssen. Es fand eine Art Medizinalisierung oder Psychiatrisierung statt; man begann auch wieder, sich vermehrt mit Psychopathologie zu beschäftigen. Die Soteria bekam immer mehr den Charakter einer zwar progressiven, aber klassischen psychiatrischen Institution.

Du hast den Druck von außen als Grund für diese Veränderung genannt. Wie siehst du in diesem Zusammenhang den Oberarzt bzw. Oberärztin und die verschiedenen Oberarztwechsel, die in dieser Zeit stattfanden?

Die jeweiligen Oberärzte haben die Soteria schon deutlich geprägt. Es spielte eine sehr große Rolle, wie sicher sich der Oberarzt in der Soteria fühlte, wie erfahren er war im Umgang mit Psychotikern, ob er das Team unterstützte oder ihm gleichgültig gegenüberstand und welchen Stellenwert die Soteria für ihn im Rahmen seiner ganzen Tätigkeit hatte. Das war wichtig, weil das Team die Tendenz hatte, bei ihm Hilfe zu suchen in schwierigen Situationen. Wenn ein Oberarzt unsicher war oder nicht merkte, was sich im Team abspielte, konnte sich das verheerend auswirken und zu massiven Spannungen führen, welche oft auch in den Team-Supervisionen ausgetragen wurden.

Wie siehst du die Rolle von Herrn Ciompi in der Soteria?

Für die Betreuer war er stets der Initiant der Soteria, der sie in vielen Schwierigkeiten unterstützte und ihre sie so sehr interessierende Arbeit erst ermöglicht hatte. Daneben wurde ihm aber vom Team her oft der Schwarze Peter zugeschoben. Es sah in ihm auch die Widersprüche: auf der einen Seite unterstützte er es bei dem »Ich-selbst-sein«, auf der anderen vermittelte er manchmal das Gefühl, daß ihm die Forschung und gute Resultate besonders wichtig seien, zeitweise fast wichtiger als die jeweiligen Probleme des Teams oder der Soteria. Er war auch oft nicht da, wenn das Team ihn für dringende Entscheidungen hätte sprechen wollen, z.B. in bezug auf das Konzept, wo er natürlich mitreden wollte, aber dann zuwenig zur Verfügung stand. So bot er sich gewissermaßen in vielen Problemsituationen als Sündenbock an. Die reale und die zusätzlich phantasierte Abhängigkeit von seiner Unterstützung war für einzelne Betreuer zeitweise schwer zu ertragen.

Was sagst du zum Wechsel im Betreuerteam?

Die Wechsel hingen wohl auch damit zusammen, daß die Betreuer so stark gefordert wurden und an den Rand ihrer Kräfte kamen. Als nach vier bis fünf Jahren größter Stabilität die ersten diese Arbeit aufgeben wollten, war es sehr schwierig; sie kamen in einen Loyalitätskonflikt gegenüber dem Team, hatten das Gefühl, sie ließen die anderen im Stich. Es war auch eine ambivalente Angelegenheit, denn jene, die zurückblieben, beneideten manchmal die andern, die es geschafft hatten wegzugehen. Die neuen Betreuer hatten es dann sehr schwer, sich in dieser Situation einzuleben. Sie konnten nicht einfach die Stelle erfahrener Betreuer einnehmen, denen man z.T. noch nachtrauerte. Auch gab es immer ganz klar Betreuer, die über eine gewisse Zeit hinweg eine führende Rolle spielten im Team und an denen sich die weniger sicheren orientierten.

Welche Art von Betreuern braucht die Soteria?

Sie braucht vor allem Betreuer, die einander mögen, die gut zusammen arbeiten können, aber auch ausgesprochen konfliktfähig sind. Dann sollten sie auch fähig sein, das mit den Bewohnern Erlebte bei sich selber wahrzunehmen, ins Team hineinzubringen und zu hören, was die andern davon halten. Schließlich brauchen sie natürlich das Interesse, sich auf so schwierige Leute wie die Psychotiker in der Soteria einzulassen.

Was hältst du vom Konzept, auch Laien für diese Arbeit anzustellen?

Das hängt stark vom einzelnen ab. Oft wirkte es sich sehr positiv aus, daß Laien in der Soteria arbeiteten, sozusagen als Gegengewicht zu den psychiatrisch erfahrenen Betreuern; diese kamen ja z.T. aus Kliniken, auch wenn sie manchmal in Opposition standen zur Arbeit der Kliniken. Trotzdem wurden sie davon geprägt, und sie hatten es schwer, ganz Alltägliches wahrzunehmen und einzubringen. Das machten die Laien sehr gut.

Andererseits stehe ich diesem Punkt des Konzepts auch etwas zwiespältig gegenüber: Einzelne Laien kamen meiner Meinung nach mit eher abstrusen Ideen in die Soteria, und sie versuchten, ihre ganz persönlichen Ansichten über Psychiatriepatienten einzubringen, was fast zu einer Art »Glaubenskrieg« führen konnte. Doch es waren nur wenige so, und die gingen meistens nach kurzer Zeit wieder. Dann wäre noch zu erwähnen, daß viele Laien anfänglich Mühe hatten mit den massiven Schwierigkeiten der Psychotiker und damit, daß diese sich durch Zureden nicht von ihren Wahnideen abbringen ließen. Da hatte das Fachpersonal weniger Probleme, weil es über eine psychiatrische Vorbildung verfügte und wußte, wie schwer es für einen Patienten ist, aus der Psychose herauszukommen.

Du hast erwähnt, daß die Betreuer zu Beginn aufgefordert wurden, sie selbst zu sein, den Bewohnern »authentisch« zu begegnen. Nun zeigte sich aber, daß es doch spezifische Richtlinien gibt, wie man mit Psychotikern umgehen soll, was man sagen darf und was nicht. Wie läßt sich das vereinbaren?

Das war natürlich nicht die einzige Anweisung, die die Betreuer erhielten. Im Umgang mit Psychotikern ging es nicht nur darum, sich selbst einzubringen, es gab noch andere Richtlinien, und es wurden verschiedene Möglichkeiten diskutiert – mit Nähe, Distanz, Massieren, in Ruhe lassen, im selben Zimmer sein, aber sich völlig unabhängig verhalten oder auf den Patienten eingehen, etc. Aber all das hat nichts mit Psychotherapie im gewohnten Sinne zu tun, sondern es geht um Gestaltung eines Milieus, das Psychotiker entlastet und beruhigt.

Könnte man etwas davon in eine Klinik übertragen?

Ich denke, man könnte sehr viel davon in Kliniken berücksichtigen. Aber nicht isoliert auf einer einzigen Abteilung, als isoliertes Modell. Meiner Erfahrung nach würde das in kurzer Zeit zu Spannungen in der Klinik führen. Es müßte sich also quasi die ganze »Klinikphilosophie« für den Umgang mit Psychotikern nach dem Soteriakonzept richten. Besonders sinnvoll scheint mir, daß Kliniken das stufenweise Herausbegleiten der Patienten aus der psychotischen Phase einführen könnten, ebenso die Kontinuität der Bezugspersonen und des Ortes, nicht diese häufigen Verlegungen von einer Abteilung in eine andere.

Mit der Kontinuität hat ja auch der 48-Stunden-Dienst in der Soteria zu tun: Wie beurteilst du ihn? Trägt er wirklich zur Kontinuität bei, oder trifft das Weggehen der Betreuer – nach dieser langen intensiven Zeit – die Bewohner besonders empfindlich?

Es erstaunt mich, daß dieses Weggehen in der Supervision eigentlich nie zur Sprache kam, dazu kann ich gar nichts sagen. Ich weiß auch nicht, warum nie davon die Rede war. Aufgegriffen wurde eher das Problem, daß manche Bewohner den Schritt hinaus aus der

Soteria nicht schaffen, so daß manche von ihnen fast in einer Art »Chroniker-Soteria«, über längere Zeit hinweg, betreut werden sollten. Diese Patienten fürchten, bei den nächsten Schritten im Alltag den Anforderungen nicht gewachsen zu sein und erneut psychotisch zu werden.

Die Soteria kann keine eigentliche Tagesstruktur anbieten, nur hie und da eine Tätigkeit außerhalb der Hausarbeit. Wie empfindest du es, daß die Patienten z. T. so untätig in der Soteria herumsitzen?

Das hängt davon ab, wie die Betreuer damit fertig werden. Es gab immer wieder Betreuer, die darauf drängten, eine Tagesstruktur einzuführen, andere hatten mit dieser Tatenlosigkeit der Bewohner kein Problem, auch die Bewohner nicht. Ich glaube, daß die Tagesstruktur mehr einem Bedürfnis mancher Betreuer entsprach.

Was hat dich als Supervisor an der Soteria am meisten gestört?

Am schwierigsten war es jeweils, in den Supervisionsstunden aus einer schwelenden Unzufriedenheit der Betreuer gegenüber Abwesenden herauszukommen, sich ein für alle mal klar zu machen, daß dieser Konflikt mit den betreffenden Leuten – sei es von der Forschung, dem Oberarzt oder dem Chef – selber besprochen werden muß, denn über sie schimpfen bringt nichts. Anders gesagt: Die Soteria hatte immer eine projektive Tendenz. Das erinnerte mich manchmal an die Bewohner, die auch alles, was schwierig war, auf die Eltern oder die Gesellschaft oder was auch immer zurückführten. Es zeigte sich dann oft, daß hinter dieser projektiven Haltung Probleme mit einem bestimmten Bewohner steckten. Diese Verschiebungen der Probleme, z.B. weg vom Patienten auf einen Betreuer oder gar Außenstehende waren sehr mühsam aufzuarbeiten.

Was gefiel dir in diesen Supervisionen am besten?

Am besten gefallen hat mir das Engagement dieser Leute, ihr Interesse daran, den Bewohnern in der Psychose zu helfen, trotz der manchmal großen Erschöpfung immer wieder einen Weg zu suchen, mit Begeisterung und Respekt vor den Bewohnern an die Aufgabe heranzugehen. Ich halte das nicht für selbstverständlich. Wenn man lange in der Psychiatrie tätig war, hat man durchaus auch andere Erfahrungen gemacht. Ich habe schon erlebt, daß Betreuer psychiatrischer Institutionen in schwierigen Situationen mit Panik oder Wut auf die Patienten reagierten, weil sie überfordert und allein gelassen waren.

Wie siehst du die Zukunft der Soteria?

Ich bin eher skeptisch. Ich bezweifle, daß sie in unserem Gesundheitswesen eine große Zukunft hat. Sie paßt einfach nicht in die gängige »psychiatrische Landschaft«, die ganz medizinisch und in letzter Zeit noch zunehmend biologisch orientiert ist. Dabei wünschte ich eigentlich, daß mehr solche Experimente Platz fänden in der psychiatrischen Versorgung.

Das weiche Zimmer und das weiche Denken

Hartwig Hansen und Klaus Nouvertné besuchen die Soteria. Hartwig Hansen beschreibt seine Eindrücke.

»Wenn Sie verkrampft und blöd sind oder nach etwas streben,
wird da nie etwas draus werden.
Wenn Sie im Leben leben, brauchen Sie nichts dazuzutun,
das kommt alles von selbst in Sie hinein,
und das wird einen Niederschlag haben in dem, was Sie machen.«

Thomas Bernhard
(aus: Kurt Hofmann – Aus Gesprächen
mit Thomas Bernhard, dtv,1991)

»Spüren Sie das Kribbeln?« fragt mich Klaus Nouvertné.

»Sie betreten jetzt die sagenumwobene Soteria. Wovor die deutsche Sozialpsychiatrie vor Neid erblaßt, bzw. worauf sie starrt wie das Kleinkind auf den Lolly.«

Komisch – denke ich. Kribbeln tut nichts, und bläßlich bin ich eigentlich immer.

Das Gartentor steht offen, die Hecke grenzt den Garten ab zu den umliegenden Häusern nahe der Berner Innenstadt.

Klaus Nouvertné fühlt sich sogleich von dem kleinen Teich vorm Haus angezogen: »Der ist viel zu alkalisch« kommentiert der Wasserbauingenieur mit Leidenschaft.

Eigentlich ist alles wie immer – nur wissen wir noch nicht, was und wer nun kommt.

Im Haus erwartet uns die Eishockey-Weltmeisterschaft im Fernsehzimmer, das auch zum gemeinsamen Essen genutzt wird. Den Puck kann ich ohnehin nicht erkennen, dafür aber die Melodie aus dem Wohnzimmer nebenan. Da grummelt Paolo Conte ziemlich laut sein Liedchen. Und ich spüre den Stich des Verpaßten – ich wäre doch gerne zu seinem Konzert gegangen.

Elisabeth Aebi übergibt uns zur Führung in die Hände eines jungen blonden Brillenträgers, dessen Namen ich nicht mitbekomme. »Da oben sind noch ein paar Zimmer der Bewohner. Müssen wir da noch hoch?« fragt er uns. Und Klaus Nouvertné pflegt die Mythenbildung mit einer Gegenfrage: »Ihr könntet doch sicher jeden Tag drei Führungen machen, wenn es nach den Anfragen ginge, oder!« »Naja, jede Woche eine wäre schon denkbar, aber wir wollen das ja auch gar nicht so gerne.«

Und schon sind wir geadelt – der Ritterschlag bleibt aus, denn wir verzichten auch auf den Blick in die Werkstatt im Keller, in der ja vielleicht Schwerter zu Pflugscharen werden. Dafür frage ich einen Bewohner mit zerzausten Haaren, der in der Küche nach Tabak zu suchen scheint: »Und, gefällt Ihnen die Küche?« Dumme Frage – denke ich gleichzeitig, aber die Antwort kommt druckreif: »Wenn sie aufgeräumt ist, gefällt sie mir. Wenn nicht, dann nicht.«

Eigentlich kenne ich keine Küche, in der das anders wäre. Um der Chronistenpflicht zu genügen, sei erwähnt, daß die Soteriaküche in einem Dottergelb gestrichen wurde. Und einen Fliesenboden mit Schachbrettmuster hat. Ich kriege aber nicht raus, wer der König ist. Oder die Läufer und Bauern. Ich glaube sogar, der blonde Brillenträger war gar kein Bewohner, sondern ein Betreuer. Das Telefon klingelt – es ist das Münztelefon der Bewohner im Flur. Huch – schießt es mir durch den Kopf, dann können ja alle mithören, wer mit wem telefoniert. »Kein Problem«, sagt Regina, als wir ihr im Wohnzimmer »zum Buchinterview« gegenübersitzen. Rainer ist zu ihrer Unterstützung dazugekommen. Nun sitzen sie im Sofa und wir auf der anderen Seite des hellen IKEA-Tisches, und ich frage vorsichtig an, ob wir denn den Paolo Conte ein bißchen leiser machen könnten.

»Ich bin eigentlich seit zwei Jahren in der Krise und habe immer unheimlich Angst gehabt. Ich kam vor einem Monat in die Soteria. Die ersten zwei Wochen habe ich im weichen Zimmer geschlafen. Da war dann auch ein Betreuer die Nacht über da. Dann hat er hier im Nebenzimmer geschlafen und ich alleine dort. Das ging ganz gut. Jetzt habe ich mein eigenes Zimmer. Gefällt mir gut hier. Vorher konnte ich nie schlafen. Ich habe mir immer Gedanken gemacht – und Angst gehabt, meine Eltern könnten sich wegen mir trennen und so.«

»Eigentlich ist immer jemand da, mit dem man reden kann. Man ist ja auch neugierig und fragt die anderen nach ihren Geschichten«, sagt Rainer und knetet ein bißchen seine Hände.

»Aber es ist gut, daß es so ein Haus gibt. Hier gibt es nicht so einen Geruch von den Medikamenten und nicht die weißen Westen. Und die labern nicht so hoch daher wie die Doktors in der Klinik. Ich finde es gut, daß nicht so oft der Dienst gewechselt wird, aber die Abwechslung ist auch gut – ich freue mich dann immer schon: Morgen kommt wieder der, mit dem ich Tischtennis spielen kann. Und der andere spielt Gitarre, und der dritte, der kocht gut.« »Kochen Sie gerne?« frage ich und finde mich nicht ganz so doof wie vorhin in der Küche. »Ich finde es gut, daß ich kochen lerne«, sagt Rainer, »kann ich ja dann auch für später gebrauchen.«

»Was würdet ihr sofort ändern, wenn ihr es könntet?« will ich ein bißchen am positiven Bild kratzen.

»Ich finde es gemein, daß es keine Mitsprache gibt beim Fernsehen. Wenn Gerhard Eishockey gucken will, dann darf der das. Aber wenn ich den ganzen Tag was gucken will, dann geht das nicht. Auf uns Junge wird gar nicht gehört«, resümiert Regina, und Rainer wünscht sich einen Kickerautomaten – »könnte ein bißchen mehr Abwechslung geben hier, manchmal ist es langweilig.«

Tagesstruktur könnte ich mir als Stichwort aufschreiben, notiere aber »Abwechslung« – und bunte Kissen – und Narzissen. Osterglocken heißen sie auch, mit anderen Blumennamen tue ich mich schwer. Aber in jedem Raum der Soteria finde ich mindestens einen Blumenstrauß.

Blumen und Licht als Konzept – könnte ich aufschreiben, notiere mir aber stattdessen den Titel des Buches auf der Schrankwand neben dem Cassettenrecorder ganz oben: »Liebe und Krieg«. Ist das das Vorlesebuch zur guten Nacht oder ein programmatischer Titel für die Arbeit in diesem Haus?

Ich hebe mir diese Frage für später auf.

Ein ganzer Stoß Landkarten im Regal scheint darauf hinzuweisen, daß wir uns hier nicht auf einer Insel befinden ohne Außenverbindung – und doch gibt es genug Gesellschaftsspiele für »Lagerfeuerabende unter Palmen« im heimischen Wohnzimmer. Gemütlich und hell ist es hier. Ich würde die Wohnung sofort nehmen, wenn sie frei würde. Und frühstücken würde ich dann im weichen Zimmer, das durch zwei große Fenster besonders lichtdurchflutet ist. Ich stelle mir vor, daß hier früher auch die Pensionsgäste ihren Kaffee geschlürft haben, sich ihre Müdigkeit nicht anmerken lassend.

Heute ist es beige gestrichen und mit einem flauschigen Teppich ausgelegt, der zu flüstern scheint: »Bitte Schuhe ausziehen!«. Und doch dürfen wir sie anlassen und das »Heiligtum der anderen Schizophreniebehandlung« betreten: Die linke Wand des 20 qm-Zimmers ist holzgetäfelt, in der Ecke gegenüber liegen ca. zehn große Kissen in angenehm gedeckten Farben. In den beiden anderen Zimmerecken sind Matratzen ausgelegt. Mir wird klar, was Regina vorhin meinte.

Wie bei jeder Wohnungsbesichtigung gehe ich quer durch den Raum zum Fenster und blicke auf den kleinen, zu alkalischen Teich im Garten. Vogelgezwitscher und Straßengeräusche. Elisabeth Aebi vervollständigt die akustische Palette, die manchem Patienten hier Angst macht: »Der nahe gelegene Bahnverkehr macht uns mitunter Probleme – eine Bewohnerin mußten die Betreuer des öfteren von den Gleisen holen. Ein anderer ist einfach – ohne zu schauen – über die Kreuzung, quer rüber zum Kiosk gegangen; 'Die halten doch an, die Autos!' hat er gesagt. Und wir machten uns natürlich große Sorgen.«

»Hier kommt doch Gas raus!« sage ich und zeige auf die weiße Schachtel mit den vier Löchern an der Wand. »Ja klar«, sagt sie, »reizarm ist nämlich gar nicht nur reizarm im weichen Zimmer. Da gibt es noch ganz viele Dinge, die die Patienten auf sich beziehen, wenn sie hier mit ihrer Angst kämpfen. So einfach ist das alles gar nicht.«

Hätte sie es nicht extra gesagt, hätte ich es nicht gesehen, daß die Fensterscheiben bruchsicheres Glas haben und verriegelt werden können.

Und die weiße Schachtel mit den vier Löchern ist eine normale Steckdose für den Staubsauger. Einen Videorecorder hat sie nie gespeist. Gegen Filmaufnahmen im weichen Zimmer zu Forschungszwecken hat sich das Team immer gewehrt.

»Das weiche Zimmer ist mir zu weich«, hatte Manfred in unserem Gespräch gesagt. Und niemand hat ihn überredet hineinzugehen. Anderen hat es einfach geholfen, weil sie innerhalb von Stunden ruhiger und nicht mehr verfolgt wurden von »ihrem Film im Kopf«. Und zum Ruhigwerden gehört mitunter auch ein ausgiebiges Bad im Extra-Badezimmer nebenan. Eigentlich so plausibel, daß es nicht extra erwähnt werden müßte. Aber auf welcher Akutstation gehört das bisher zum Angebot? Andere Angebote hängen an der Pinnwand im Flur neben dem Sendeplan für die Eishockey-Weltmeisterschaft. Den »Ämtli-Plan« für das Kochen und Putzen – auf der Hausversammlung jeden Montag festgelegt – finde ich hier nicht.

Und ich ertappe mich bei dem Gedanken, ob es den Ruf der Soteria oder gar den Therapieerfolg gefährden würde, wenn ich von einer Entdeckung berichte. Als mein Blick während des Gesprächs auf die Suche nach »Besonderem im Normalen« geht, stößt mein geschultes Auge auf einen Frevel: Staub zwischen den Sesselritzen!

Als ich im Zug zurück ins sozialpsychiatrische deutsche Niemandsland noch einmal darüber nachdenke, komme ich zu dem Schluß: Wahrscheinlich gehört der auch mit zum Konzept.

Solange ihn keiner wegmachen will.

Warum gibt es nur eine Soteria?

Gesundheitspolitische Überlegungen von Klaus Nouvertné zur psychiatrischen Versorgung

Als Motive für die Verwirklichung des »Experiments Soteria« schildert CIOMPI den positiven Eindruck, den die kalifornische Soteria bei ihm hinterlassen hat, und die Anforderungen an eine andere Form von Akutpsychiatrie, wie sie aus dem theoretischen Konzept der »Vulnerabilitätstheorie« ableitbar sind.

Es sind also vornehmlich fachliche Beweggründe, die ihn und große Teile der Betreuer und Betreuerinnen in Bern bewegen, mit großem Engagement das »Experiment Soteria« jahrelang zu betreiben. Im Kontrast zu diesen fachlichen Beweggründen steht jedoch, daß sich die Aufmerksamkeit in der Bundesrepublik eher auf den gesundheitspolitischen Hintergrund des »Experiments Soteria« richtet.

Während es den Betreibern der Soteria mehr um ein therapeutisches Ringen, um eine bessere Form psychiatrischer Betreuung zu gehen scheint, sehen große Teile der Fachöffentlichkeit auf die Soteria in der Hoffnung, daß sich ihre unterschiedlichen theoretisch-gesundheitspolitischen Ideologien durch das Scheitern bzw. das Gelingen des »Experiments Soteria« verifizieren oder falsifizieren lassen. Es drängt sich die Frage auf, ob die enorme gesundheitspolitische Sprengkraft dieses Projekts, die nicht zuletzt an dieser Aufmerksamkeit deutlich wird, nicht auch dem Schweizer Team bewußt ist und im Hintergrund das praktische Handeln mitbestimmt. Überspitzt ausgedrückt: Ist die Schweiz so weit von der Bundesrepublik entfernt, daß man sich die »Naivität« leisten kann zu glauben, daß es lediglich »die Fachlichkeit« ist, die dieses Experiment determiniert? Ist es nicht viel mehr so, wie auch bei den Klienten der Soteria, daß es eher die verdrängten oder diffusen Hintergründe sind, die Konflikte provozieren? Hat das Team der Soteria auf halber Strecke nicht auch einmal Angst vor der eigenen Courage gehabt?

Die therapeutische Motivation und das Bemühen um eine andere, modernen Handwerksregeln der Psychiatrie besser entsprechende Form psychiatrischer Akutbehandlung vorausgesetzt: Was würde ein Gelingen des »Experiments Soteria« in der Bundesrepublik bedeuten? Die unterschiedlichsten psychiatrischen Schulen, die verschiedensten Lobbygruppen, vor allen Dingen auch unterschiedliche Berufsgruppen gucken fasziniert nach Bern mit der Hoffnung:

- Ein Gelingen des »Experiments Soteria« belegt für sie, daß die Psychiatrie nicht weiterhin ein Teilgebiet der Medizin ist, sondern in ihrer Anwendung den Sozialwissenschaften und der Psychologie stärker verbunden ist.
- Günstige Behandlungserfolge in der Soteria würden den psychiatrischen Anstalten, deren Existenzberechtigung für die Behandlung von Langzeitkranken in den letzten Jahren zunehmend in Frage gestellt wird, auch die Domäne der Akutpsychiatrie nehmen. Die psychiatrische Anstalt würde damit in den zentralen Fragen der Akutpsychiatrie und der Langzeitpsychiatrie aus wissenschaftlicher Sicht ihre Existenzberechtigung verlieren.
- Ein Gelingen des »Experiments Soteria« bedeutet nicht zuletzt, daß psychiatrische Behandlung nicht nur durch hochqualifzierte und gut ausgebildete Fachleute erfolgt, sondern daß als Hauptkriterien in Zukunft »menschliche Anforderungen« an psychiatrisches Personal, unabhängig von der Berufsgruppe, zu stellen sind. Wenn ein Experiment, das wesentlich auch von Laien mitgetragen wird und das menschliche Zuwendung in extremen Situationen zum Konzept hat, gelingt, kann in Zukunft eine Krankenschwester genauso gut oder vielleicht besser als ein Akademiker eine fundierte Behandlung gewährleisten.

Natürlich werden die Betreiber der Soteria und natürlich auch CIOMPI als Projektleiter diese Erfolgserwartungen als überzogen ansehen. Ist die Schweiz so abgeschieden, daß man, losgelöst von der aktuellen gesundheitspolitischen Situation, ein gewagtes psychiatrisches Experiment realisieren kann, unbeeinflußt von äußeren Faktoren? Sind es in der Soteria nicht auch gerade die nicht-thematisierten Erfahrungen, die sich als unspezifischer Druck im Projekt selber äußern, die beim Personal Diffusität erzeugen und immer wieder zu Kompromissen verleiten und das Beziehen von konkreten Standpunkten erschweren? Die Soteria wird sich diesem möglichen Druck nur dadurch entziehen können, daß sie sich bewußt macht, daß sie in zentralen Konfliktfragen der deutschen Psychiatrie eingesetzt wird, um Standpunkte zu untermauern. Diese zentralen Konfliktfragen, in denen die Soteria freiwillig oder unfreiwillig Kronzeuge ist, sind:

1. Der Konflikt zwischen einer biologisch orientierten Psychiatrie und einer Psychiatrie, die sich eher als Teil der Sozialwissenschaften versteht. Seit Jahren wird darum gerungen, ob in dem Bemühen um ein besseres Verstehen von psychischen Erkrankungen eher wesentliche Erkenntnisimpulse aus der medizinisch-biologischen Forschung zu erwarten sind, oder ob die Psychiatrie eher aus den Sozialwissenschaften und der Psychologie Erkenntnisfortschritte zu erwarten hat.

CIOMPI wehrt sich gegen die Polarisierung in diesem Konflikt, weil er die Aufteilung in somatische und psychische Vorgänge bei der Genese von psychischen Erkrankungen ablehnt und die Interaktion der beiden Komplexe hervorhebt. Er vertritt das Modell einer Psychiatrie, die die Synthese zwischen medizinischen, psychologischen und sozialwissenschaftlichen Erkenntnissen zum Inhalt hat. Angesichts des Umstandes, daß diese Polarisierung oft auf dem Rücken der psychisch Erkrankten ausgetragen wird, erscheint dieser Ansatz zwar lobenswert, aber vielleicht doch eher weltfremd zu sein. Ein Gelingen des »Experiments Soteria« bedeutet für viele Sozialwissenschaftler und Psychologen, daß trotz aller biologischen Mitursachen letztendlich »das Psychische«, zumindest in der Behandlung, von wesentlicher Bedeutung ist.

2. Der Konflikt zwischen einer medizinischen und einer mehr sozialwissenschaftlichen Orientierung der »Wissenschaft« Psychiatrie wird überlagert von der Auseinandersetzung, ob der Schwerpunkt psychiatrischer Behandlung zukünftig im stationären Bereich liegt, in den auch noch heute große Teile der Finanzmittel fließen, und damit der komplementäre und ambulante Bereich eher die zweitrangige Funktion der Vor- und Nachsorge übernimmt; oder ob die Hauptsorge in diesen ambulant-komplementären Bereich gelegt wird und die Klinik nur noch in Ausnahmesituationen einer psychiatrischen Erkrankung Hilfestellung gibt.

Bereits heute existieren in der gesundheitspolitischen Versorgungslandschaft der Bundesrepublik zwei unterschiedliche Stränge, die nur ungenügend miteinander verbunden sind: zum einen der stationäre Bereich, eng gekoppelt mit der medizinischen Hierarchie und den eher medizinisch orientierten Berufsgruppen, zum anderen der komplementäre Bereich mit der Dominanz für die Psychiatrie neuer Berufsgruppen wie Sozialarbeiter, Erzieher usw., einem anderen Demokratieverständnis und Selbstbewußtsein oder vielleicht auch der Arroganz, eine humanere und menschenwürdigere Psychiatrie zu repräsentieren. Auch in diesem Konflikt bietet die Soteria wieder eine merkwürdige Synthese. Sie ist eine Einrichtung, die sich an stationäre Konzepte anlehnt, medizinisch verantwortet und geleitet ist, aber ein Behandlungs-Setting anbietet, das eher an eine Wohngemeinschaft im ambulant-komplementären Feld erinnert als an eine klinische Einrichtung.

Viele Erfolgserwartungen – zumindest des ambulanten Feldes – konzentrieren sich deswegen auch, oft aufgrund vollkommen ungenügender Informationen, auf das Behandlungs-Setting der Soteria. Wenn die Soteria eine effizientere Form von Akutbehandlung gewährleisten kann als stationäre Einheiten, wie z.B. die Aufnahmestationen in psychiatrischen Kliniken, wäre »die Dominanz der Medizin« als Behandlungsinstitution verloren. Es würde weiterhin zwar noch ein Großteil der Geldmittel in die klinischen Strukturen fließen, aber nachdem schon für den Langzeitbereich Alternativen außerhalb von Anstaltsmauern eingeklagt wurden, wäre auch die Domäne der Behandlung von erregten, schwierigen Leuten in menschlichen Ausnahmesituationen nicht mehr nur eine rein klinische Sache.

Folgerichtig konzentrieren sich seitens der Anstalten viele Kritikpunkte auf das Behandlungs-Setting der Soteria, z.B. der ernstzunehmende Vorwurf einer sehr elitären Versorung, die alles andere als verbindlich und damit beispielhaft für die Pflichtversorgung einer Region sein kann. Die Ratlosigkeit, mit der manche Soteria-Betreuer und Betreuerinnen die vehemente Ablehnung ihres Projektes durch den stationären Bereich empfinden, zeigt auch hier, daß die gesundheitspolitische Dimension des Projektes in diesem Rahmen kaum gesehen wird.

3. Ein dritter zentraler Konflikt in der psychiatriepolitischen Auseinandersetzung ist die Frage nach der geeigneten Therapie: Sind schwere Erkrankungen wie Psychosen eher durch körpertherapeutische Techniken, z.B. psychopharmazeutische Behandlung oder mehr durch psychosoziotherapeutische Techniken zu behandeln? Bei verschiedenen Menschen stellt Soteria den Versuch dar zu belegen, daß man ohne Medikamente eine sinnvolle, ja vielleicht sinnvollere Behandlung von Psychosen gewährleisten kann. Für viele Fachleute in der Bundesrepublik verbindet sich auch mit dem Wort »Soteria« die Assoziation »Psychiatrie ohne Medikamente«.

Auf der anderen Seite bedeutet diese Assoziation die Befürchtung, daß Soteria zu einer Erschwerung der psychiatrischen Arbeit führen kann, weil sie wieder einmal Angehörige und Betroffene durch Versprechungen verunsichert, die letztendlich nicht eingelöst werden können. Das Ringen um das Verabreichen von Medikamenten gehört so zentral zum Alltag eines jeden Klinikers, daß die

Behauptung, es könnte auch ganz ohne gehen, als eine arrogante Provokation empfunden wird.

So polarisierend die Diskussion um das Entweder-Oder geführt wird, so pragmatisch scheint der Umgang der Betreuer und Betreuerinnen der Soteria mit diesem Thema im Alltag zu sein. Es steht hier nicht das Entweder-Oder im Vordergrund, sondern oft das Sowohl-als-Auch. Es gibt viele Zwischenlösungen, die sowohl die Gabe von Medikamenten in bestimmten Phasen der Erkrankung beinhalten, als auch die Bevorzugung anderer Prioritäten in anderen Phasen der Behandlung. Die pragmatische Orientierung der Soteria in diesem Punkt ist jedoch in der Fachöffentlichkeit kaum bekannt. Natürlich stellt sich auch hier wiederum die Frage, ob dieser Pragmatismus aus der tatsächlichen therapeutischen Erfahrung resultiert oder eher ein erschrockenes Reagieren auf die vehemente ideologische Auseinandersetzung zwischen den psychotherapeutisch und den somatisch ausgerichteten Therapeuten ist.

Im Gegensatz zu den polarisierenden Konzepten stellt die Soteria, wie aufgezeigt, eher einen Kompromiß dar.

Um dieses Experiment zu bewerten, wäre es darum folgerichtig zu untersuchen, ob es sich bei diesem Kompromiß um eine Synthese handelt, die die Vorteile zweier unterschiedlicher Standpunkte nutzt oder eher um einen »faulen Kompromiß«, der eher die Nachteile unterschiedlicher Thesen aufaddiert. »Faule Kompromisse« werden oft dann geschlossen, wenn man Angst hat, wirklich Stellung beziehen zu müssen oder für bestimmte Stellungnahmen mißbraucht zu werden. Es scheint Belege dafür zu geben, daß die Soteria in vielen Punkten wirklich eine Synthese ist, in anderen Punkten aber eher den Weg des »faulen Kompromisses« gewählt hat. Erhaltens- und bemerkenswert am Projekt Soteria ist zweifellos:

- Die Individualisierung von psychiatrischer Behandlung, eigentlich eine Selbstverständlichkeit, stellt sich in der Soteria wohltuend abgesetzt vom klinischen institutionellen Behandlungsalltag dar. Es gibt für jeden Betroffenen individuelle Konzepte, die bezogen sind auf seine Lebenssituation und seine Bedürfnisse, und es stehen weniger institutionelle oder pädagogische Erwägungen im Vordergrund der Behandlung.

- Die Soteria reagiert auf die Ausnahmesituation »psychischer Erkrankung« nicht mit technischen, sondern mit menschlichen Hilfen: es wird menschliche Begegnung, Anteilnahme und Mitfühlen geboten anstelle von Versorgung, professioneller Distanz und Routine. Allein schon diese Aspekte würden das »Experiment Soteria« rechtfertigen und legitimieren; gerade sie werden auch von den Betroffenen – wie die Interviews zeigen – wahrgenommen und als wesentliche Hilfe herausgestellt.
- Die Soteria zeigt auf, daß es im Gesundheitswesen auch heute noch möglich ist, von der Theorie her die Praxis zu planen und nicht den üblichen Weg zu gehen, Theorie zu benutzen, um psychiatrische Praxis zu legitimieren. Viele Konstrukte über psychische Erkrankung und die daraus resultierenden Behinderungen dienen in der Tat eher der Legitimation von großstationären Strukturen als einer präzisen, wissenschaftlich haltbaren Beschreibung von Menschen in Ausnahmesituationen. Hier leistet die Soteria Bemerkenswertes.
- Die Soteria als Institution, die Hilfen anbietet, tut dies mit Strukturen von Kleinheit, Überschaubarkeit und dem Angebot von Identifikationsmöglichkeiten. Mit diesen Antworten stellt sie eine wohltuende Alternative zu herkömmlichen Organisationsformen psychiatrischer Angebote dar – egal, ob sie stationär oder eher ambulant-komplementär orientiert sind.

Die aufgezeigten erhaltenswerten Aspekte der Soteria sind an sich schon bemerkenswert genug, um das Experiment zu rechtfertigen und in Zukunft auszubauen. Es gilt aber auch, das Augenmerk darauf zu lenken, wo Soteria falsche Kompromisse eingeht und konkreter Stellung beziehen sollte und könnte:

- Das institutionelle Setting, das die Soteria den betroffenen Patientinnen und Patienten bietet, grenzt sich zwar radikal von herkömmlichen Strukturen ab, es stellt sich jedoch die Frage, ob Angebote in wohngemeinschaftsähnlichen Formen das Bedürfnis psychisch Erkrankter in akuten Krisen nach Abgrenzung nicht eher unnötig erschwert. Gerade aus der Vulnerabilitätstheorie lassen sich radikalere institutionelle Settings ableiten als das der Soteria. Ist nicht eine weitere Individualisierung der Behandlung nötig und möglich? Ist die menschliche Nähe im »weichen Zimmer« nicht des Guten zuviel? Kann die Dichte von Beziehungen in einer so kleinen Einrichtung in einer akuten Psychose nicht eine enorme Belastung sein? Ein Schlüssel zur Beantwortung dieser Fragen scheinen die Erfahrungen und Bedürfnisse der betroffenen Patienten zu sein, die in Zukunft individueller zu berücksichtigen sein werden in bezug auf die Wünsche nach dem institutionellen Rahmen, in dem sie sich Hilfe erhoffen.

- Die Soteria kann zentrale, von Betroffenen immer wieder gestellte Fragen der Sinnhaftigkeit oder Sinnlosigkeit menschlichen Lebens und psychotischen Erlebens nicht beantworten. Es gibt viel leere, ungenutzte und als sinnlos erlebte Zeit, auch in der Soteria. Sie wäre vielleicht zu füllen mit stärkerer Auseinandersetzung durch sinngebende Tätigkeit, durch Herausarbeiten von Alternativen und mehr Beschäftigung.
- Die Soteria löst nicht das personelle Problem der heutigen Psychiatrie: Hoch sensiblen, intelligenten und oft mit großer individueller Lebenserfahrung ausgestatteten Menschen, auch »Kranke« genannt, stehen »Behandler« gegenüber, die ihnen in vielfacher Hinsicht unterlegen sind, oft bis auf ihren sozialen Status. Die Ausstattung psychiatrischen Personals mit hoher Fachlichkeit täuscht oft darüber hinweg, daß die Fähigkeit des »Mit-Leidens« nicht gegeben ist, und daß der Respekt vor den Betroffenen oft fehlt. Gerade von Betroffenen wird häufig kritisiert, daß sie bei den Betreuern und Betreuerinnen auch ein Stück Demut vermissen, da man in einer psychischen Erkrankung mit nicht lösbaren Dingen konfrontiert wird, wobei das beiderseitige Akzeptieren des Nicht-lösen-Könnens bestimmter grundlegender Lebensfragen hilfreicher ist, als das überhebliche »Managen« psychischer Krisen. Zwar ist

bemerkenswert, daß die Soteria dem mit einem eigenen Konzept des Einsatzes von Laien, die für eine begrenzte Zeit Routine durch menschliche Anteilnahme ersetzen sollen, begegnet. Die Erfahrung der Laienhelferbewegung der Bundesrepublik zeigt jedoch recht eindrucksvoll, daß diese »Laienhilfe« professionelle Hilfe nicht ersetzen kann, sondern vollkommen unterschiedliche Aspekte, wie Partnerschaft und Gleichwertigkeit, in eine Beziehung einbringt. Das personelle Problem der heutigen Psychiatrie scheint eher dadurch zu lösen zu sein, daß psychisch Kranke durch die Wissenschaft Psychiatrie wieder aufgewertet werden und nicht nur als defekte, zerrissene, kranke und bemitleidenswerte Mitbürger und Mitbürgerinnen herausgestellt werden, indem z.B. positive Aspekte psychischer Erkrankung deutlicher benannt werden. Letztendlich wird dieses Problem aber im wesentlichen nur durch die psychisch Erkrankten selbst und durch die Artikulation ihrer Interessen zu lösen sein.

Soteria - nur ein Wunschtraum?

Professor Christian Müller, ehemaliger Direktor der Psychiatrischen Universitätsklinik, Lausanne

Luc CIOMPI, der seinerseits an der Lausanner Universitätsklinik, die ich leitete, wissenschaftlicher Mitarbeiter war, hat mir öfter von »seiner« Soteria erzählt. Besucht habe ich sie selber nie. Sie scheint mir ein kühnes und begeisterndes Werk. Welcher Psychiater, der Verantwortung im institutionellen Rahmen trug oder trägt, hätte diese Betreuungsform nicht als steten Wunschtraum in sich gehegt? Jedem Kranken in seiner Krise Tag und Nacht zur Seite stehen zu können, ihm in unverrückbarer, hingebender Treue nach und nach die Erkenntnis zu vermitteln, daß nicht alles auseinanderbreche, sich auflöse, daß sein Selbst nicht nur aus zerstörerischen chaotischen Elementen bestehe. Wer hätte sich nicht gewünscht, einen Ort der Ruhe zu schaffen, an dem durch doppelt so viele Helfer als in den gewöhnlichen psychiatrischen Einrichtungen ohne Zuhilfenahme von Medikamenten auf jeden Kranken in seiner Einmaligkeit eingegangen werden könnte.

Aber auch auf der Seite der Kranken und ihrer Angehörigen entspricht die Soteria einem Wunschtraum: wer hätte sich als Patient – in und außerhalb der Psychiatrie – nicht gewünscht, daß die betreuende Person »unbeschränkt« Zeit hätte, daß ein »privater« Charakter, ein möglichst wenig reglementiertes Zusammenleben gewährleistet sei, daß nur das Beste genug wäre ....

Der Leser merkt, daß ich mich dem Begriff der Utopie nähere. Utopien hat die Psychiatrie bitter nötig, sie lebt zu einem guten Teil davon. Zugleich muß aber das Verführerische der Utopie beachtet werden. Ich kann aus meiner Rolle als Psychiater und ehemaliger

Leiter einer psychiatrischen Institution nicht heraustreten. Und da steigt vor meinem Auge die lange, meist unglückliche Entwicklung der Psychiatrie in der Geschichte auf. Nicht erst in unserem Jahrhundert versuchten Psychiater und ihre Equipen dem Grundsatz zu leben, jeden psychisch Kranken als Individuum ernstzunehmen und ihm in direktem persönlichem Kontakt aus der Krise herauszuhelfen. Man erinnere sich an die Worte bedeutender Fachvertreter des letzten Jahrhunderts, beispielsweise CONOLLY, GRIESINGER und viele andere. Was ihnen fehlte, war nicht der Wille, sondern die Mittel. Daß die europäischen psychiatrischen Spitäler um 1900 zu Sammelstellen der Ausgrenzung mit menschenunwürdigen Zuständen verkamen, ist bekannt. Wir haben sie noch gesehen, diese Ghettos und kasernenartigen Gebilde. Weniger bekannt ist, daß sie samt und sonders ursprünglich als »Rettungsorte« geplant waren und daß nicht einfach das Schutzbedürfnis der Bevölkerung vor der Verrücktheit zu ihrer Gründung führte, sondern ebensosehr eine mächtige Welle des Mitgefühls für diese seelisch gestörten Mitmenschen.

Die Prinzipien der Soteria sind nicht ganz neu. Wohngemeinschaften mit ähnlichen Leitgedanken wurden in England und in den USA schon vor Jahrzehnten z.B. durch Maxwell JONES gegründet. Trotzdem nenne ich das Werk von Luc CIOMPI und seinem Team kühn, weil sie sich souverän über kleinliches Bürokratentum hinweggesetzt haben, weil sie ihrer therapeutischen Ungeduld nicht durch vorsichtige Einbettung in eine allgemeine Psychiatrieplanung Fesseln anlegen ließen.

Ich habe mich immer für das unkonventionelle und spontane, einzig vom therapeutischen Impetus beflügelte Vorwärtsdrängen eingesetzt. Tut man das, muß man indessen mit dem Wissen leben, daß auch die besten Institutionen sich wandeln und unter Umständen wieder verschwinden, daß kein Ende der Wandlungen absehbar ist und daß also auch ein Werk wie die Soteria als Experiment zu betrachten ist, das nicht ohne weiteres zu einer Standardeinrichtung geraten wird.

Es wäre also utopisch zu glauben, daß im Modell der Soteria die Lösung für die psychiatrische Institution schlechthin gefunden worden wäre. Nicht nur unterscheidet sie sich nicht grundsätzlich von anderen, überall bestehenden psychiatrischen Einrichtungen, die sich ebenfalls die psycho- und milieutherapeutische Betreuung in einem möglichst reizfreien Klima und bei möglichst sparsamem Einsatz von Medikamenten vorgenommen haben.

Kritische Psychiater in anderen Institutionen werden der Soteria vorwerfen, daß sie nicht im engeren Sinne gemeindenah sei, da sie ja ihre Patienten auswähle und keineswegs allen hilfebedürftigen Kranken einer Region zur Verfügung stehe. Jede moderne Reform müsse vor allem darauf zielen, allen Kranken dieselben Behandlungschancen zu geben.

Neuartig allerdings ist das Beiziehen ungeschulter Teammitglieder, die nicht wie üblich eine systematische mehrjährige Ausbildung in Psychiatrie genossen haben. Diese Lösung finde ich hoch interessant. Sie wirft aber sogleich die Frage auf, was denn die Schulen für Psychiatrieschwestern und -pfleger wert seien, wenn es sich erweist, daß »Laien« mit Feingefühl, Gespür, lebendigem Instinkt für das Wesentliche und genügend Lebenserfahrung dem seelisch Kranken ebensogut oder noch besser Hilfe leisten können als die »trainierten«. Hier kommt mir der ewige Widerspruch zwischen Wissen und Können in den Sinn. Es besteht für mich leider kein Zweifel, daß viele jüngere Psychiatrieschwestern und -pfleger im Irrtum befangen sind, wenn sie meinen, mit noch mehr Theorie – und sei sie noch so hochgeschraubt – seien sie auch bessere Therapeuten. Diese Fehleinschätzung der Bedeutung des theoretischen Wissens ist fatal. Ein Pfleger, der die echteste Hilfe seinen Kranken vermitteln konnte, der über eine hervorragende Einfühlungsgabe und Empathie verfügte, wußte nichts von FREUD, WATZLAWICK oder HEIDEGGER. Er war während Jahren einer meiner besten Mitarbeiter. Solche Menschen sind indessen dünn gesät, und jeder Verantwortliche weiß, daß es unter seinen Betreuern welche gibt, die sich zwar berufen fühlen, denen aber wesentliche Eigenschaften abgehen, die eben nicht gelernt werden können.

Da hat nun die Soteria die große Chance, daß sie die Besten, die Geeignetsten auswählen kann, wodurch ein hohes Niveau der Belastungsfähigkeit – und um die geht es ja – gewährleistet ist. Hier wird aber auch die Kritik ansetzen, und man wird einwenden, daß eine so hohe Betreuungsqualität nur um den Preis einer elitären Isolierung zu erreichen sei. Mit anderen Worten, daß sie das Resultat einer selektiven Anstellungspraxis sei, die sich die gewöhnliche psychiatrische Einrichtung nicht erlauben könne, ganz abgesehen von der zahlenmäßig nicht zu schaffenden maximalen Proportion zwischen Kranken und Betreuern.

So werden die Kritiker reden und so haben sie bereits geredet und haben dadurch die begeisterten und einsatzfreudigen Betreuer der Soteria gekränkt.

Für mich ist das Werk von CIOMPIs Team bedeutsam, weil es Fragen aufwirft, aufrüttelt und bequemes Verharren in bedächtigen Traditionen nicht zuläßt. Zu hoffen ist, daß es auch weiterhin Fachvertreter geben wird, die den Mut haben, ungewohnte Wege zu beschreiten, und die es ernst meinen mit dem uralten ärztlichen Leitspruch »salus aegroti suprema lex«, das Wohl des Kranken ist oberstes Gesetz. Daß das »Wohl« des Kranken ganz besonders in der Psychiatrie sehr verschieden verstanden werden kann, macht die belebende und kreative Vielfalt der Psychiatrie aus, die sich, wie CIOMPI in diesem Buch sagt, nicht auf ein eingleisiges Verständnis der Psychose und deren entsetzliche Auswirkungen auf die Betroffenen und ihre Angehörigen versteifen kann.

Schlußbetrachtungen

Auf dem Weg zu einer menschlicheren Schizophreniebehandlung

Luc Ciompi

Vermutlich geht es den meisten Lesern nicht anders als mir selbst, wenn sie bis hierher vorgestoßen sind mit der Lektüre dieses vielfacettigen Berichtes: Sie sind beeindruckt, interessiert, verwirrt, irritiert zuweilen auch, haben manches erfahren und gelernt – und doch bleiben noch unzählige Fragen offen, regen sich allenthalben Zustimmung und Widerspruch, ist das letzte Wort noch lange nicht gesprochen. – Es wird auch nach meinem »Schlußwort« nicht gesprochen sein: Das Gespräch geht weiter, daran besteht kein Zweifel!

Als einer der »Erzväter« und Hauptverantwortlichen des Soteria-Projekts habe ich indessen das Privileg, an dieser Stelle noch einige Betrachtungen anfügen zu können zum Bild des »Kindes Soteria«, wie es nun da »herausgekommen« ist als Frucht unserer gemeinsamen Bemühung. Am meisten überrascht hat mich bei der Lektüre zunächst, wieviel neue Aspekte von »Soteria« ich dabei selbst noch entdecken oder besser kennenlernen konnte, obwohl ich doch meinte, längst »alles« zu wissen. Ich denke dabei vor allem an die eindrücklichen Schilderungen aus dem »weichen Zimmer« von Betreuern wie Patienten oder an die Art und Weise, wie einer von letzteren über den in »Soteria« gelernten eigenverantwortlichen Umgang nicht nur mit den Medikamenten, sondern sogar mit der Psychose selbst berichtet und damit, so scheint mir, das mögliche Reifungspotential einer psychotischen Krise frappierend belegt. Ebenfalls überaus ermutigend sind die vorwiegend doch sehr positiven Rückmeldungen der Angehörigen. All dies sind neue Töne, auch für jemanden wie mich, der sich schon seit über 30 Jahren mit dem Problem der schizophrenen Psychose auseinandergesetzt hat und dabei manchmal schier verzweifeln wollte ob der Schwierigkeit, dieser härtesten Knacknuß der Psychiatrie therapeutisch irgendwie befriedigend beizukommen.

Wie schon in der Einleitung präzisiert, geht es uns in diesem Buch, neben der Erfüllung eines legitimen Bedürfnisses nach möglichst offener und umfassender Information, in erster Linie darum, das subjektive Erleben von Patienten, Angehörigen und Therapeuten in und um Soteria zu erhellen. Aus meiner Sicht sollte es sich dabei vor allem um eine – unbedingt notwendige und durchaus gleichberechtigte – Ergänzung zur objektivierenden Begleitforschung handeln, welche sich ja ganz bewußt auf die Erfassung nur eines bestimmten Ausschnitts aus dem ganzen Soteria-Geschehen, nämlich einiger weniger, aber dafür möglichst »harter« Daten zum Behandlungserfolg, beschränkt hatte. Daß selbst eine solche Art von – aufs allernotwendigste reduzierter – Forschung ein therapeutisches Unternehmen wie »Soteria« noch recht empfindlich zu stören vermag, ist im vorliegenden Bericht aus der Perspektive von engagierten Betreuern, die sich sicher zu recht vehement für Reizschutz und Entspannung als oberste therapeutische Prinzipien einer sinnvollen Sozio- und Milieutherapie für Psychotiker wehren, mit aller Deutlichkeit sichtbar geworden. Trotzdem scheint mir diese Sichtweise – wie ich seit jeher, aber offenbar nicht mit dem gewünschten Erfolg, klar zu machen versucht habe – zu einseitig, denn eine gültige forschungsmäßige Evaluation auf universitärem Niveau ist gerade bei einem Pilotprojekt wie dem »Soteria«-Experiment m.E. eine unbedingte Notwendigkeit, soll es nicht, wie so viele andere gut gemeinte Versuche in ähnlichen Richtungen, einmal mehr ins Vage und Beliebige und damit letztlich in die Wirkungslosigkeit verpuffen. Deshalb gilt es, zwischen Forschung und Therapie einen gangbaren Mittelweg zu finden – was uns, so meine ich, gar nicht so schlecht gelungen ist: Jedenfalls verfügen wir heute über einen bereits ganz ansehnlichen Schatz von sowohl objektiven wie auch subjektiven Kenntnissen und Erfahrungen, die eine zumindest vorläufige und vorsichtige Beurteilung des Ganzen auf genügend breiter Basis nun wohl doch erlauben. Ich werde auf dieses vorläufige Fazit noch zurückkommen.

Natürlich erfüllt der »Störfaktor Forschung« immer auch, wie der Supervisor H.R. SCHNEIDER anmerkt, die Rolle eines Sündenbocks. Dasselbe gilt – wie ich nicht ohne etwas schmerzliche Gefühle einmal mehr habe erkennen müssen – auch für mich selbst, denn viel lieber wäre man doch einfach nur der gute väterliche Freund und Helfer, wenn nicht der »gute Geist« überhaupt in einem Projekt, das indessen gerade seiner enormen emotionalen Besetzungen wegen von inneren Spannungen und Konflikten nicht frei sein kann. Daß auch darüber – meistens, und nicht immer ohne Umwege, wie unser Bericht zeigt – offen geredet werden kann, gehört ebenfalls zu »Soteria« und ist m.E. unerläßlich.

Sehr beeindruckt hat mich in diesem Zusammenhang des weiteren das, was Elisabeth AEBI treffend mit dem Satz »Soteria bedeutet für alle etwas ganz Persönliches« charakterisiert hat und das man vielleicht auch seine »projektive Funktion« nennen könnte. Dies gilt offensichtlich ebenfalls für die Außenbeobachter, in diesem Buch z.B. für unsere deutschen Freunde Hartwig HANSEN und Klaus NOUVERTNÉ und vielleicht sogar für meinen verehrten ehemaligen Chef und Pionier der psychoanalytischen Schizophreniebehandlung Christian MÜLLER, dem vor allem ich den Sinn für die psycho- und soziodynamischen Aspekte der Psychosen – und damit letztlich auch den Mut und Impetus zum »Soteria«-Experiment – zu verdanken habe. Jedenfalls scheinen für sie alle beim Blick auf »Soteria« entsprechend ihrem eigenen Hauptanliegen gesundheitspolitische Gesichtspunkte und damit auch die Frage nach der Funktion von »Soteria« in der lokalen Pflichtversorgung ganz im Vordergrund zu stehen. Folgerichtig erheben sie den Vorwurf einer »elitären Isolation« und Selektion von Patienten wie Betreuern.

Gerade hier aber handelt es sich m.E. um das vielleicht größte Mißverständnis, dem ich auch sonst immer wieder begegne: Für mich ging und geht es zunächst in keiner Weise um die Pflichtversorgung und Gesundheitspolitik und auch nicht um irgendwelche ideologischen Implikationen des Soteria-Projektes, obwohl mir all dies ebenfalls wichtig ist und ich durchaus nicht so naiv zu sein meine, solche Implikationen einfach zu übersehen – sogar über die aktuelle Situation und die Grenzen der BRD hinaus. Vielmehr war aus meiner Sicht das erste und vordringlichste Ziel, das es zu erreichen galt, die endliche Überprüfung und Replikation der doch so hoch interessanten – aber von der wissenschaftlichen Psychiatrie kaum beachteten – Befunde von MOSHER und Mitarbeitern aus den 70er Jahren, wonach akute schizophrene Psychosen mit einer intensiven und verständnisvollen mitmenschlichen Begleitung in einem möglichst »normalen« und reizarm-entspannenden Milieu mindestens gleich erfolgreich behandelt werden können wie mit der üblichen medikamentenzentrierten Klinikbehandlung.

Die Notwendigkeit und Berechtigung zur Überprüfung dieser Beobachtung gründet sich nicht nur auf die bekannten ungünstigen Nebenwirkungen der gängigen Medikamente sowie auf zusätzliche psychologische und soziale Negativeffekte der heute üblichen Behandlungsformen, sondern ebenfalls auf schon vielfach belegte Befunde über günstige Wirkungen von psycho-, sozio- und milieutherapeutischen Zusatzverfahren und auf neuere Forschungsergebnisse zu den sogenannten no, low- und targeted-medication-Strategien. An eine Ausweitung auf Pflicht- und Routinebehandlungen dürfte meiner Meinung nach überhaupt erst gedacht werden, wenn die MOSHERschen Befunde bestätigt werden können. Aber auch sonst wäre es doch völlig utopisch gewesen, mit acht Betten und Aufenthaltszeiten von mehreren Monaten irgendeinen signifikanten Beitrag zur Gesamtversorgung einer Bevölkerung von rund 400.000 Menschen leisten zu wollen. Deshalb stoßen m.E. auch alle Versuche ins Leere, das Soteria-Projekt gegen die psychiatrische Klinik auszuspielen oder ihm vorzuhalten, daß es in und mit statt gegen die »offizielle Psychiatrie« konzipiert sei und auf diese auch in vielfältiger Hinsicht angewiesen bleibe.

Daß wir für die genannte Überprüfung volle acht Jahre gebraucht haben, hängt sowohl mit den erwähnten Beschränkungen des Behandlungssettings wie auch mit den vielen in der Forschung zu überwindenden methodologischen Schwierigkeiten zusammen, darunter nicht zuletzt die ebenfalls mehrfach angeschnittene Frage der Vergleichbarkeit der Soteria-Bewohner mit durchschnittlichen Klinikpatienten. Wer unseren ersten Forschungsbericht im »Nervenarzt« aus dem Jahr 1991 gelesen hat (s. Literatur), der weiß, daß wir eine Zufallsauswahl durch Aufnahme beliebiger Patienten aus dem Notfalldienst immer dann, wenn ein Platz frei war, zwar von Anfang an angestrebt, aber verschiedener Umstände wegen doch nicht voll erreicht haben. Im zweiten, ebenfalls im Anhang erwähnten und dem »Nervenarzt« zur Publikation eingereichten Forschungsbericht haben wir gezeigt, wie wir diese Schwierigkeit (mittels der sog. matched-pair-Methode) weitgehend zu überwinden vermochten, so daß nun doch, wenn auch auf zahlenmäßig noch beschränkter Basis, u.E. recht gültige Vergleichsresultate vorliegen. Auch die vielen therapeutischen, konzeptionell-theoretischen und ebenso finanziellen Implikationen der Tatsache, daß wir die MOSHERschen Befunde praktisch vollumfänglich bestätigen konnten, werden im genannten Forschungsbericht ausführlich diskutiert. Für eine vertiefte Beantwortung der so wichtigen Frage der Generalisierbarkeit unserer Erfahrungen verweise ich deshalb auf diese Publikation und begnüge mich hier mit dem Hinweis, daß unsere Befunde u.E. nicht nur die Übernahme mancher Einzelelemente des Soteria-Experiments in die klinische Routinebehandlung rechtfertigen, wie z.B. das entspannte, reizgeschützte Milieu, die kontinuierliche mitmenschliche Begleitung und die enge Zusammenarbeit mit den Angehörigen, sondern daß vielmehr jetzt auch das ganze Konzept spitalextern auf breiterer Basis angewendet werden könnte und auch sollte.

Ein zusätzliches Wort scheint mir aber noch am Platz zur Frage der Selektion der Betreuer. Anders als offenbar Christian MÜLLER (und vermutlich auch manche andere Kliniker) bin ich vehement der Meinung, daß die Betreuer und Therapeuten für eine so gravierende Störung, wie es eine akute schizophrene Psychose ist, nach ihren spezifischen Kompetenzen sehr sorgfältig ausgewählt werden müssen – nicht anders als ein Team auf einer somatischen Intensivstation –, wobei für mich menschliche Qualitäten, vor allem eine spezifisch psychoseorientierte Empathiefähigkeit, gepaart mit Feinfühligkeit und psychischer Robustheit, *vor* den lernbaren Fachkompetenzen in der Tat im Vordergrund stehen. Auch ein besonderes Setting im oben erwähnten Sinn ist nach allen in Soteria und auch anderswo gemachten Erfahrungen (ich verweise hierzu namentlich auf aktuelle skandinavische Milieuforschungen) m.E. unbedingt angezeigt. Beides hat in meinen Augen gar nichts mit einer hier nicht angebrachten Forderung nach »gleicher Behandlung für alle«, wohl aber – wiederum ganz analog zu somatischen Intensivbehandlungen – mit einer sinnvollen Spezialtherapie für eine besonders komplexe Störung sui generis zu tun.

Ein anderes »heißes Eisen«, das in der Diskussion in diesem Zusammenhang immer wieder auftaucht und auch in einigen vorangehenden Beiträgen angesprochen wird, ist das der »psychotherapeutischen Kompetenz« zur Psychosebehandlung im weitesten Sinn, von völlig »naiven« Laien bis zum jahrzehntelang ausgebildeten Psychoanalytiker. Obwohl ich selbst zu letzteren gehöre und unter der Supervision von Christian MÜLLER und Paul RACAMIER mit einigem Erfolg viele Jahre lang auch psychoanalytische Einzeltherapien bei Schizophrenen durchgeführt habe, bin ich heute der Meinung, daß es – allerdings selten! – praktisch unausgebildete »Naturtalente« gibt, die mit akut psychotischen Menschen intuitiv mindestens so gut umzugehen wissen, wie gewisse zu stark in ihren Theorien befangene »studierte« Psychotherapeuten. Daß wir einige solche Talente unter unseren Betreuern hatten und haben, ist einer der vielen Glücksfälle, die zusammenwirken müssen, damit ein derartiges Projekt gelingen kann. Unter Berufung auf WINNICOTTs psychoanalytisches »Holding-Konzept« (im Sinn von halten, bergen, tragen, stützen) verweise ich hierzu nochmals auf die

Art und Weise, wie eine gute Mutter spontan mit ihrem aus schweren Träumen aufschreckenden Kind umgeht. Niemand wird mir auszureden vermögen, daß ein solcher Umgang »echte Psychotherapie« im besten, auch analytischen Sinn, sein kann. Analoges gilt übrigens für die engen Beziehungen unserer »Angehörigenarbeit« zu zentralen Elementen etwa der MINUCHINschen oder BOSZORMENYI-NAGYschen Familientherapie. – Daß »naive« Therapeuten auf der andern Seite aber auch richtiggehend gefährlich werden können, vor allem wenn sie unbedingt irgendwelche esoterischen oder anderen persönlichen Theorien »an den Mann bringen« möchten, sei im übrigen keineswegs bestritten. Ebensowenig soll angesichts der Tatsache von »therapeutischen Naturtalenten« etwa Nutzen und Notwendigkeit einer guten Fachausbildung in Psychiatrie oder Psychotherapie in Frage gestellt werden. Aber »alles gelernt haben und wissen und dann alles wieder vergessen« macht bekanntlich erst den wahren Meister in jeder, und so auch der psychotherapeutischen Kunst aus; das eigentliche Problem ist eben gerade dieses »Vergessen« ...

Auch zu der zentralen Frage eines kombiniert psycho-sozio-biologischen (statt auf irgendeiner der drei »Achsen« reduktionistischen) Verstehens und Behandelns von Psychosen wäre natürlich noch sehr viel zu sagen; ich fürchte aber, daß dies zu weit führen würde. So möchte ich bloß nochmals betonen, daß m.E. erst ein solcher umfassender Ansatz im wahren Sinne »ärztlich«, »medizinisch« oder auch »fachlich« ist und daß wir gerade im Soteria-Projekt (wie übrigens ebenfalls in der ganzen therapeutischen Praxis der von mir geleiteten Sozialpsychiatrischen Universitätsklinik Bern) zu zeigen versuchen, wie eine solche Synthese in die Praxis umgesetzt werden kann. Ob uns dies tatsächlich gelingt oder ob wir, wie Klaus NOUVERTNÉ provokativ fragt, vielleicht bloß einen »faulen Kompromiß« oder aber einen »unmöglichen Spagat zwischen auseinandertreibenden Eisschollen« verwirklicht haben, muß ich dem Urteil des Lesers, der Fachkollegen und vor allem der Patienten und ihrer Angehörigen selber überlassen. Daß dabei aber letztlich das »Psychische« und »Subjektive« (und nicht irgendwelche noch so objektiven Meßwerte) das Ausschlaggebende ist, scheint mir entgegen allen offenbaren Zweifeln evident, denn – um mit Hermann HESSE zu reden – »Womit leben wir denn eigentlich, wo spüren wir das Leben, wenn nicht mit unserem Gefühl?«

Noch manches andere, das mir ebenfalls des weiteren Gesprächs bedürftig schiene, sollte eigentlich in diesem »Schlußwort« zur Sprache kommen. Ich will abschließend versuchen, ein (wie gesagt immer noch vorläufiges) Fazit der bisherigen Soteria-Erfahrung zu ziehen: Sowohl aufgrund der vorliegenden objektiven wie subjektiven Befunde wie auch meiner ganzen übrigen Psychiatrie- und Psychotherapieerfahrung bin ich heute überzeugt davon, daß die Soteria-Spur auf einen gangbaren neuen Weg zu einer menschlicheren Schizophreniebehandlung führt. Wie er sich ins Bestehende einzufügen hat, ob er nur für eine bestimmte Untergruppe oder aber – wie insbesondere gewisse hier von Elisabeth AEBI dargelegte Fakten zu zeigen scheinen – beinahe für alle Arten von schizophrenieartigen Störungen fruchtbar sein kann, wird erst die weitere Forschung und Erfahrung zu zeigen vermögen.

Anhang

Die bisherigen Forschungsresultate

Kurz zusammengefaßt von Luc Ciompi

Wie in der Einleitung erwähnt, wurde das Soteria-Projekt im Lauf der Jahre in verschiedener Weise systematisch evaluiert. Gegenstand dieser vergleichenden Forschungsarbeit war aus methodologischen Gründen zunächst nicht das subjektive Erleben oder der komplexe therapeutische Prozeß in »Soteria« selbst, sondern vielmehr sein Resultat. Dieses wurde in zwei Hauptuntersuchungen aufgrund von objektiven Kriterien zum psychopathologischen Befund, zur Wohn- und Arbeitssituation, zur Rückfallhäufigkeit und zu den gesamten Behandlungskosten über zwei Jahre erfaßt.

In der ersten dieser beiden Studien, die bereits im »Nervenarzt« publiziert worden ist (CIOMPI u.a. 1991) zeigte sich, daß unter 51 seit der Eröffnung der Wohngemeinschaft bis zum Stichtag des 30.4.90 in der »Soteria« behandelten und wieder entlassenen Fällen der unmittelbare Behandlungserfolg bei 19 Fällen sehr gut, bei 12 Fällen eher gut, bei 9 Fällen eher schlecht und bei 9 weiteren Fällen schlecht war, was insgesamt eine Erfolgsquote von 63,3% oder knapp 2/3 ergibt. 20 der 51 untersuchten Patienten erhielten überhaupt keine und 31 vorübergehend geringe Dosen von Neuroleptika. Unter den 20 ganz neuroleptikafrei behandelten Fällen war der globale Behandlungserfolg in 15 Fällen gut, in 3 Fällen schlecht und in 2 Fällen unsicher. Unter den 31 zeitweilig medikamentös behandelten Fällen fanden sich dagegen 16 günstige und 15 ungünstige Gesamtergebnisse. Statistisch waren unmittelbare Behandlungserfolge mit weiblichem Geschlecht, neuroleptikafreier Behandlung, kürzerer Erkrankungsdauer und der Diagnose schizophreniforme Psychose (im Vergleich zu vollen Schizophrenien nach DSM-III-Kriterien) signifikant gekoppelt.

Da Medikamente nur bei denjenigen Patienten verwendet wurden, die auf die psycho- und milieutherapeutische Behandlung nicht oder ungenügend ansprachen oder bei denen eine gravierende Selbst- oder Fremdgefährdung anders nicht abzuwenden war, dürfen die erwähnten statistischen Korrelationen nicht etwa als Überlegenheit der reinen Psycho- und Milieutherapie über eine Kombinationsbehandlung mit Neuroleptika fehlinterpretiert werden. Vielmehr widerspiegeln sie in erster Linie die Tatsache, daß in den günstigeren Fällen Medikamente in Soteria nicht oder kaum nötig waren.

Insgesamt bestätigen die Resultate dieser ersten Untersuchung die in den 70er Jahren von MOSHER u.a. (1974, 1975, 1978) gemachten Erfahrungen, daß ein beträchtlicher Teil von Patienten mit akuten schizophrenen oder schizophreniformen Psychosen erfolgreich mit der in »Soteria« versuchten Methode behandelt werden kann (Einzelheiten siehe in der erwähnten Publikation).

In einer zweiten Untersuchung – ebenfalls im »Nervenarzt« veröffentlicht (CIOMPI u.a. 1993) – wurden die Verläufe über zwei Jahre von 22 ehemaligen Soteria-Patienten, deren Behandlung lange genug zurücklag und einer Reihe von präzisen Forschungskriterien genügte, mit den Verläufen von ebenso vielen paarweise parallelisierten Kontrollpatienten aus drei konventionellen psychiatrischen Kliniken (zwei in der Schweiz und eine in Deutschland) sowie mit einer psychiatrischen Abteilung an einem Schweizer Allgemeinspital verglichen. Hauptsächliche Beurteilungskriterien waren wiederum der psychopathologische Zustand nach zwei Jahren sowie die Wohn- und Arbeitssituation. Zusätzlich evaluiert wurden die insgesamt verabreichten Medikamentendosen, die Rückfallhäufigkeit und die gesamten Behandlungskosten.

Das Hauptresultat dieser prospektiven Vergleichsuntersuchung war, daß die klinischen Behandlungsergebnisse bei den Soteria-Patienten sich nach zwei Jahren statistisch in keiner Weise von denjenigen bei konventionell behandelten Klinikpatienten unterschieden, d.h. weder signifikant besser noch schlechter waren. Dies gilt auch für die Häufigkeit von stationär oder teilstationär behandelten Rückfällen. Indessen hatten die Soteria-Patienten während der stationären Behandlungsphase insgesamt rund dreimal (und pro Tag rund fünfmal) weniger neuroleptische Medikamente erhalten. Mit Einschluß der – oft anderswo und unter anderen Konzepten durchgeführten – Nachbehandlungsphase über die ganzen zwei Jahre war die erhaltene Gesamtdosis an Neuroleptika bei Soteria-Patienten immer noch um mehr als die Hälfte geringer als bei den Kontrollpatienten.

Soweit subjektives Erleben bei Patienten, Angehörigen und Betreuern miterfaßt und verglichen werden konnte, ergaben sich zudem fast durchwegs Vorteile zugunsten der Soteria-Behandlung. Insbesondere scheinen die Beziehungen zwischen den Betreuern einerseits und den Patienten und Angehörigen andererseits sich in der Regel erheblich befriedigender zu gestalten als üblich. Auch war vermutlich die soziale Stigmatisierung geringer und schien es den Soteria-Patienten besser zu gelingen, die Psychose später adäquat zu verarbeiten und in die individuelle Lebensgeschichte einzuordnen. Mit anderen Worten, gleiche objektive Behandlungsergebnisse konnten mit viel weniger Medikamenten und wesentlichen subjektiven Vorteilen erzielt werden.

Allerdings – und das zeigte sich zunächst als gravierender Nachteil des Soteria-Experiments – erwies sich die Pilotbehandlung auch als erheblich teurer als eine konventionelle Klinikbehandlung. Dies hing indessen, gemäß einer vertieften Analyse, nicht mit höheren Personal- oder Betreuungskosten pro Tag in Soteria, sondern praktisch ausschließlich mit der doppelt so langen durchschnittlichen Dauer der stationären Behandlungsphase im Vergleich zu den Kontrollsettings zusammen (die durchschnittliche stationäre Behandlungsdauer betrug bei den untersuchten 22 Soteria-Patienten 184,7 Tage, diejenige in der Kontrollgruppe dagegen nur 92,3 Tage). Obwohl längere Aufenthalte in Soteria mit Einbezug der sozialen und beruflichen Wiedereingliederungsphase aus Kontinuitätsgründen konzeptuell als sinnvoll erschienen und anfänglich auch bewußt angestrebt wurden, beschränken wir nach Einlaufen dieser Forschungsbefunde seit rund zwei Jahren die Aufenthaltsdauer in »Soteria«, unter teilweiser Verlegung der Wiedereingliederungsphase in billigere Institutionen, auf in der Regel ebenfalls nur drei Monate. Damit dürften sich die gefundenen Kostenunterschiede ausgleichen.

Im übrigen konnten die Forschungsarbeiten bisher nur teilweise darüber Aufschluß geben, für welche Art von Patienten die Soteria-Behandlung besonders gut geeignet ist und für welche nicht. Signifikant besser als bei traditionellen Behandlungen waren die Ergebnisse in »Soteria« statistisch bei ersterkrankten sog. schizophreniformen Psychosen nach den Kriterien des amerikanischen Diagnosesystems DSM-III, d.h. bei akut psychotischen schizophrenieartigen Störungen von relativ kurzer Dauer. Gemäß klinischer Erfahrung reagierten auch Patienten mit einer gewissen Kollaborationsfähigkeit vergleichsweise besser auf die Soteria als auf ein traditionelles Klinikmilieu. Die Analyse von einzelnen Verläufen aus der gesamten bisher behandelten Patientenpopulation von über 100 Fällen zeigt jedoch, daß die Soteria-Behandlung auch bei manchen nicht akuten und schon seit langer Zeit dauernden Krankheitsbildern aus dem gesamten schizophrenen Formenkreis zumindest partiell erfolgreich sein kann.

Eine Reihe von zusätzlichen Untersuchungen zu den Beziehungen des psychotischen Geschehens mit verschiedenartigen Milieu- und Familieneinwirkungen sowie zu gewissen biologischen Variablen sollen hier nur am Rand vermerkt werden. Insgesamt sprechen sie für weit engere Wechselwirkungen zwischen innerpsychisch-individuellen Faktoren einerseits und Milieu- oder Familieneinflüssen sowie biologischen Faktoren andererseits, als bisher vielfach angenommen. Auch konnten in vertieften Einzelfalluntersuchungen Anhaltspunkte dafür gefunden werden, daß die oft chaotisch anmutende Dynamik psychotischer Zustände unter dem Einfluß solcher Wechselwirkungen komplexen Gesetzmäßigkeiten mit sog. Bifurkationen und Attraktorwirkungen im Sinn der modernen Chaostheorie folgt, d.h. einerseits zwar weitgehend unvorhersehbar ist und in bestimmten Situationen hochsensibel von winzigen Umgebungseinflüssen abhängt, andererseits aber doch gewissen versteckten Gesetzmäßigkeiten gehorcht.

Zusammenfassend haben die bisherigen Forschungen in Übereinstimmung mit den seinerzeitigen Untersuchungen von MOSHER und MENN in den USA also gezeigt, daß der in »Soteria« versuchte Behandlungsansatz tatsächlich in einem beträchtlichen Prozentsatz der Fälle erfolgreich sein kann. Nach objektiven Kriterien sind die Ergebnisse allerdings – vom wesentlich geringeren Medikamentenverbrauch abgesehen – denen der traditionellen Methoden nicht signifikant überlegen. Wichtige Vorteile scheinen dagegen häufig im subjektiven und erlebnismäßigen Bereich vorzuliegen. Angesichts der bekannten Unzulänglichkeiten der bisherigen Behandlungsmethoden, den Nebenwirkungen der Neuroleptika und den nach wie vor gravierenden subjektiven wie objektiven Folgen von schizophrenen Erkrankungen, ist es nach Ansicht des Forschungsteams aufgrund dieser Resultate gerechtfertigt, die Schaffung von Soteria-ähnlichen Behandlungsmöglichkeiten zumindest für eine wichtige Untergruppe von Psychosen aus dem schizophrenen Formenkreis generell zu fordern.

Eine Auswahl von Literatur rund um die Soteria

BERGER, H.: Soteria – ein Weg zur alternativen Schizophreniebehandlung. In: BERGER, H., BRAUN, U. (Hrsg.): Psychiatrie in der Konkurrenzgesellschaft, DGSP-Schriftenreihe Nr. 8, Psychiatrie-Verlag, Bonn, 1990

CIOMPI, L.: Affektlogik. Über die Struktur der Psyche und ihre Entwicklung. Ein Beitrag zur Schizophrenieforschung. Klett Cotta, Stuttgart, 1982

CIOMPI, L.: Affects as central organizing and integrating factors. A new psychosocial/biological model of the psyche. Brit. J. Psychiatry 159: 97-105, 1991

CIOMPI, L., BERNASCONI, R.: »Soteria Bern« – Erste Erfahrungen mit einer neuartigen Milieutherapie für akute Schizophrene. Psychiat.Prax. 13: 172-176, 1986

CIOMPI, L., DAUWALDER, H.-P., MAIER, Ch., AEBI, E.: Das Pilotprojekt »Soteria Bern« zur Behandlung akut Schizophrener. I. Konzeptuelle Grundlagen, praktische Realisierung, klinische Erfahrungen. Nervenarzt 62: 428-435, 1991

CIOMPI, L., KUPPER, Z., AEBI, E., DAUWALDER, H.-P., HUBSCHMID, T., TRÜTSCH, K., RUTISHAUSER, C.: Das Pilotprojekt »Soteria Bern« zur Behandlung akut Schizophrener. II. Ergebnisse der vergleichenden prospektiven Verlaufsstudie über zwei Jahre. Nervenarzt 64: 440 - 450, 1993

DERUNGS, Th., HEIM, M.: Acht Jahre »Soteria« Bern – ein Rückblick. In: Der Eppendorfer 7: 5 - 7, Heft 3/92

HESS, D.: Über eine Wohngruppe für akut Schizophrene (»Soteria Bern«) und das Konzept der »besonderen Verletzbarkeit«. In: DÖRNER, K. (Hrsg.): Neue Praxis braucht neue Theorie. 38. Gütersloher Fortbildung, 1986. Verlag Jakob van Hoddis, Gütersloh, 1987

HIRSCHFELD, R., MATTHEWS, S., MOSHER, L.R. and MENN, A.Z.: Being with Madness: Personality Characteristics of Three Treatment Staffs. Hospital and Community Psychiatry, 28:4, 267-273, 1977

LUGER, H.: Soteria – Hilfe für wen? In: Der Eppendorfer 4: 8-9, Heft 4/89

MAIER, Ch.: Einstellung zu Patienten ändern. In: Der Eppendorfer 1: 8-11, 1988

MAIER, Ch.: Pilot-Projekt »Soteria Bern«. Milieutherapie für akute Schizophrene und Angehörigenarbeit. In: Die Kerbe 4: 24-26, 1988

MATTHEWS, S.M., ROPER, M.T., MOSHER, L.R. and MENN, A.Z.: A Non-Neuroleptic Treatment for Schizophrenia: Analysis of the Two-year Post-Discharge Risk of Relapse. Schizophrenia Bulletin 5 (2): 322-333, 1979

MENN, A.Z. and MOSHER, L.R.: The Soteria Project. An Alternative to Hospitalization for Schizophrenics: Some Clinical Aspects. In: J. JORSTAD and E. UGELSTAD (Eds): Schizophrenia 75. Oslo, Norway: Universitetsforlaget, 347-372, 1976

MOSHER, L.R., BURTI, L.: Psychiatrie in der Gemeinde –Grundlagen und Praxis. Psychiatrie-Verlag, Bonn, 1992

MOSHER, L.R., KRESKY-WOLFF, M.,MATTHEWS, S. and MENN, A.: Milieu Therapy in the 80's: A comparison of Two Alternatives to Hospitalization. Bulletin of the Menninger Clinic 50: 257-268, 1986

MOSHER, L.R. and MENN, A.Z.: Soteria: An Alternative to Hospitalization for Schizophrenia. In: J.H. MASSERMAN (Ed): Current Psychiatric Therapies, (Vol. XIV). New York: Grune and Stratton, Inc., 287-296, 1974

MOSHER, L.R., MENN, A.Z. and MATTHEWS, S.: Soteria: Evaluation of a Home-Based Treatment for Schizophrenia. American Journal of Orthopsychiatry 45 (3): 455-467, 1975

MOSHER, L.R. and MENN, A.Z.: Community Residential Treatment for Schizophrenia: Two-Year Follow-up Data. Hospital and Community Psychiatry 29: 715-723, 1978

MOSHER, L.R. and MENN, A.Z.: The Surrogate »Family«. An Alternative to Hospitalization. In: J.C. SHERSHOW (Ed): Schizophrenia: Science and Practice. Cambridge, Mass: Harvard University Press, 223-239, 1978

MOSHER, L.R. and MENN,A.Z.: Scientific Evidence and System Change: The Soteria Experience. In: H. STIERLIN et. al. (Eds): Psychosocial Interventions in Schizophrenia. Heidelberg: Springer-Verlag, 93-108, 1983

MOSHER, L.R., REIFMAN, A. and MENN, A.: Characteristics of Non-professionals Serving as Primary Therapists for Acute Schizophrenics. Hospital & Communitiy Psychiatry, 24:6, 391-396, 1973. Reprinted in English and Italian editions of: P. WATZLAWICK and J. WEAKLAND (Eds): The Interactional View. New York: W.W. Norton & Col, Inc., 143-153, 1977

WILSON, Holly Skodol.: »Deinstitutionalizatized Residential Care for the Mentally Disordered: The Soteria House Approach. Grune and Stratton: New York, NY, 1982

WILSON, Holly Skodol.: »Replicating a Low EE Environment: The Soteria Approach Ten Years Later«. Florida Nursing Review, University of Florida, College of Nursing13 (1): 1-8, 1990

Bitte beachten Sie auch die folgenden Seiten.
Dort finden Sie weitere Bücher
aus unserem Verlagsprogramm –
mit den Stimmen unserer LeserInnen.
Unser Gesamtverzeichnis
schicken wir Ihnen gerne zu.

Th. Bock, J.E. Deranders, I. Esterer

Stimmenreich

Mitteilungen über den Wahnsinn

Es war für mich ein schönes Erlebnis, mich in den Berichten anderer Psychose-Erfahrener teilweise wiederzufinden. Mich hat beeindruckt, daß die Psychose nicht nur negativ erlebt wird, sondern auch positiv und subjektiv sinnvoll. Manche Berichte haben mir Mut gemacht, mein eigenes Leben in die Hand zu nehmen.

Dörte Lohse in: Der Eppendorfer 4/92

„Stimmenreich" teilt tatsächlich mit, liefert Informationen, schafft Verständnis.... Die ungewohnte Form des Wechsels von Erlebnis, Umfrageergebnis, Protokoll, Thesenfolge, vergleichende Übersicht und fachlicher Besprechung überzeugte immer mehr.... Die Beschäftigung mit diesem Buch macht mir meinen Sohn, Facetten seiner Persönlichkeit, manche seiner Verhaltensweisen, auch seiner Denkverläufe erklärbarer. ... Ich halte dieses Buch für sehr hilfreich.

Rolf Jenner in: Der Eppendorfer 4/92

Das Besondere ist jedoch die Gleichrangigkeit, in denen die Aussagen und Erfahrungen von Betroffenen, Angehörigen und Professionellen zum Thema Psychose gegenübergestellt werden, das Bemühen um eine gemeinsame Sprache und Verständigungsebene. Aus meiner Sicht eignet sich „Stimmenreich" insbesondere für Fortbildungszwecke und Angehörigenseminare.

Andreas Lang in: Der Eppendorfer 4/92

Der Titel bedeutet mir jetzt: ein Buch, reich an Stimmen. Viele verschiedene Meinungen über Psychosen, viele noch nicht einlösbare Rezepte und ungeheuer viel Erleichterung darüber, im Psychose-Seminar sprechen und zuhören zu können. Ohne Zweifel ist dieser kleine, gut lesbare Band ein Novum. So gebündelt und stimmenreich war bisher über Psychosen nicht zu lesen. Dieses Buch wird unser Kursbuch sein. Es gibt uns die Fahrtziele an und sagt, daß es höchste Zeit ist, abzureisen.

Ilse Eichenbrenner in: Soziale Psychiatrie Dez. 92

ISBN 3-88414-138-4 **Rat!schlag, 232 Seiten, 19.80 DM**

Loren R. Mosher und Lorenzo Burti

Psychiatrie in der Gemeinde

Grundlagen und Praxis

„Dieses Buch ist hochwillkommen, weil es eine dringend benötigte Ergänzung – oder eher ein Gegenstück – zur gegenwärtig vorherrschenden technischen, biologischen und medikamentenorientierten Psychiatrie darstellt. Es basiert in starkem Maß auf Erfahrung. Zum einen gibt es die persönlichen Erfahrungen der beiden Autoren wieder, die für viele Jahre in den kreativsten und erfolgreichsten Projekten moderner amerikanischer und italienischer Gemeindepsychiatrie gearbeitet haben, zum anderen ist dieses Buch fest in spezifischer Forschung verankert. Tatsächlich stellt es wahrscheinlich den umfassendsten und aufschlußreichsten Überblick des gegenwärtigen Forschungs- und Kenntnisstandes zu relevanten psychosozialen Fragen überhaupt dar. ... Schließlich ist dieses Buch provokativ: es stellt viele Anschauungen und Dogmen in Frage.

Luc Ciompi in Spektrum 10/92

Ich habe das Buch gerne gelesen, gerade weil es immer Widerspruch bei mir auslöst. Über manche Passagen habe ich mich allerdings herzlich geärgert. Dazu gehören die Abschnitte über Psychopharmakatherapie... Mit großem Interesse habe ich die 30seitige Beschreibung und Evaluation des Soteria-Projektes gelesen - meines Wissens die einzige deutschsprachige Darstellung. Schon alleine deswegen lohnt es sich, das Buch zu kaufen.

Asmus Finzen, Basel

In diesem Buch über das WIE der Gemeindepsychiatrie werden Grundsätze und Handlungsregeln für patientengerechten Umgang formuliert. Die Autoren liefern konkret nachvollziehbare Kriterien für bewußtes auf Körper und Seele, Umfeld und Umwelt bezogenes Handeln im Umgang mit kranken Menschen.

Die Kerbe 4/92

Aus dem Amerikanischen übersetzt von:
Dieter Lehmkuhl, Ursula Plog, Ingmar Steinhart

ISBN 3-88414-127-9 340 Seiten, 38,00 DM

Heinz Deger-Erlenmaier (Hrsg.)

Wenn nichts mehr ist, wie es war ...

Angehörige psychisch Kranker bewältigen ihr Leben

Es ist noch nicht so lange her, daß sich die Angehörigen psychisch Kranker versteckten. Es ist auch noch nicht so lange her, daß die Psychiatrie glaubte, in den Eltern die Schuldigen für die psychische Krankheit des Kindes dingfest machen zu können. ... Es dauerte lange, bis die Angehörigen gegen diese ungerechtfertigte Schuldzuweisung aufbegehrten. ...
Aus dem Kreis der Angehörigen kommt jetzt ein Buch darüber, wie Angehörige psychisch Kranker ihr Leben bewältigen – ein Buch, das nicht aus der Beobachtung durch Fachleute entstanden ist, sondern aufgrund eigener Erfahrung. Sie berichten, wie die Krankheit in die Familie eingebrochen ist, wie sie ihr Leben verändert, wie nichts mehr ist, wie es war.

Sie zeigen aber auch, wie Angehörige ihr Schicksal bewältigen können, indem sie sich ihrer Situation stellen, sich damit auseinandersetzen, sich mit anderen Mitbetroffenen zusammensetzen. Sie zeigen Wege aus der Isolation, indem sie Einblicke in die Arbeit von Angehörigen-Selbsthilfegruppen vermitteln. ... Sie suchen Solidarität und bieten diese an, aber sie wollen sich auch nicht bange machen lassen und sie haben für die Zukunft auch nicht vor, Mißstände in der Psychiatrie und in der Behandlung von Schizophreniekranken tatenlos anzuschauen.
Es ist ein gutes Buch – ein Buch über die andere Seite der Schizophrenie, für die nicht wir die Experten sind.

Asmus Finzen, Basel

ISBN 3-88414-139-2 Rat!schlag, 196 Seiten, 19.80 DM